中医基础理论笔记

第4版

主　编　李　全　桑希生

编　委　（按姓氏笔画排序）

于　淼　王　琪　关慧波　何长远

狄舒男　宋　琳　林晓峰　周妍妍

郑　杨　符　强

科 学 出 版 社

北　京

内 容 简 介

本书分为"板书与教案栏""测试与考研栏"和"参考答案"三部分。"板书与教案栏"内容是《中医基础理论》教材中的重点、难点内容的精简和提炼；"测试与考研栏"的内容是覆盖教材知识点、多种类型的习题，尤其侧重参考了全国硕士研究生入学考试和国家执业中医师、中西医结合医师资格考试的相关试题；"参考答案"厘清了解题的思路，可以帮助学生及时发现自身知识的不足。

本书是高等中医药院校相关专业本科生、成人教育学生、硕士研究生入学考试人员、执业医师资格考试人员及其他学习中医药人员学习、备考必备书籍，也是临床医生、教师很好的中医基础理论参考书。

图书在版编目（CIP）数据

中医基础理论笔记 / 李全，桑希生主编 . —4 版 . —北京：科学出版社，2023.8

ISBN 978-7-03-075988-7

Ⅰ. ①中… Ⅱ. ①李… ②桑… Ⅲ. ①中医医学基础 Ⅳ. ① R22

中国国家版本馆 CIP 数据核字（2023）第 127209 号

责任编辑：刘　亚 / 责任校对：刘　芳
责任印制：李　彤 / 封面设计：陈　敬

科学出版社 出版
北京东黄城根北街 16 号
邮政编码：100717
http://www.sciencep.com
北京凌奇印刷有限责任公司 印刷
科学出版社发行　各地新华书店经销
*
2006年9月第　一　版　开本：787×1092　1/16
2023年8月第　四　版　印张：10 1/4
2023年8月第二十一次印刷　字数：246 000

定价：39.80元

（如有印装质量问题，我社负责调换）

第4版编写说明

中医基础理论是中医（药）学的专业基础课，《中医基础理论笔记》自2006年出版发行后，受到广大中医院校师生们的认可。为进一步完善、更新书籍内容，我们根据教学大纲的要求，组织具有多年教学经验的一线教师，对《中医基础理论笔记》（第3版）进行了修订。

全书编写顺序与教材章节顺序一致，方便学生同步学习。其中“板书与教案栏”将教材中的重点、难点内容进行精简、提炼，帮助学生系统掌握、复习课程内容；“测试与考研栏”覆盖教材的知识点，题型多样，题量丰富，同时注意涵盖全国硕士研究生入学考试中医综合题型以及国家执业中医师、中西医结合医师资格考试题型；在“参考答案”部分，力求准确、简单明了，帮助学生在复习、练习的过程中及时发现自身知识的不足之处，厘清学习、解题的思路（大题的答案扫描二维码可见）。内文中中医医家的名和字均有出现，比如朱震亨和朱丹溪。为保留试题原貌并未做统一处理，特此说明。

本书编委以高度负责的态度参加了本书的编撰工作，但书中仍难免有不足之处，敬请广大读者给予批评指正。

编　者

2023年4月

目　　录

绪论……1
第一章　中医学的哲学基础……8
　第一节　气一元论……8
　第二节　阴阳学说……9
　第三节　五行学说……15
第二章　藏象……22
　第一节　概述……22
　第二节　五脏……24
　第三节　六腑……42
　第四节　奇恒之腑……48
　第五节　脏腑之间关系……49
第三章　精气血津液神……58
　第一节　精……58
　第二节　气……60
　第三节　血……68
　第四节　津液……71
　第五节　神……74
　第六节　精气血津液神之间的关系……76
第四章　经络……81
　第一节　概述……81
　第二节　十二经脉……82
　第三节　奇经八脉……84
　第四节　经别、经筋、皮部、别络……85
　第五节　经络的生理功能和应用……87
第五章　体质……91
　第一节　体质的概念与构成要素……91
　第二节　体质的生理学基础与形成因素……91
　第三节　体质的分类……91
　第四节　体质学说的应用……92
第六章　病因……95
　第一节　外感病因……96
　第二节　内伤病因……101
　第三节　病理产物性病因……104
　第四节　其他病因……108
第七章　病机……111
　第一节　发病……111
　第二节　基本病机……117
　第三节　内生五邪……131
　第四节　疾病传变……135
第八章　防治原则……138
　第一节　预防……138
　第二节　治则……141
参考答案……152

绪　论

板书与教案栏——浓缩教材精华，打破听记矛盾

一、中医学的学科属性

中医学
- 含义：中医学是以中医药理论与实践经验为主体，研究人类生命活动中健康与疾病转化规律及其预防、诊断、治疗、康复和保健的医学科学，是包括汉族和少数民族医学在内的我国各民族医学的总称
- 学科属性：是以自然科学为主体，注重吸收多学科先进的科技成果，促进学术发展与创新的综合性医学科学知识体系

中医基础理论
- 含义：是研究阐发中医学的基本概念、基本理论、基本知识和基本思想方法的学科
- 内容
  - 中医学的哲学基础
  - 中医学对人体生理活动的认识
  - 中医学对疾病基本规律及其防治原则的认识

二、中医学理论体系的形成与发展

（一）中医学理论体系的形成

1.形成基础
- 社会文化基础
- 科学技术基础
- 医药实践基础
- 古代哲学思想对医学的渗透

2.确立
- （1）大体年代：战国至秦汉时期
- （2）标志：《黄帝内经》、《伤寒杂病论》、《难经》、《神农本草经》
- 《黄帝内经》
  - 包括《素问》、《灵枢》两部分
  - 注重整体观
    - 人体自身的整体性
    - 人与自然、社会环境统一性
  - 将精气、阴阳、五行学说运用于中医学领域；构建藏象、经络理论体系
- 《难经》
  - 对脉学有较详细的论述和创见，提出“独取寸口”
  - 提出并解答了81个问题，故称《黄帝八十一难经》
- 《伤寒杂病论》
  - 《伤寒论》以六经辨伤寒
  - 《金匮要略》以脏腑论杂病
  - （二者）创立辨证论治理论
- 《神农本草经》
  - 我国现存最早的药学专著，奠定中药学基础
  - 书中载药365种，分上、中、下三品
  - 提出“四气五味”的药性理论、“七情和合”的药物配伍理论

（二）中医学理论的发展

1.魏晋隋唐时期
- （1）晋・皇甫谧：著《针灸甲乙经》，是我国现存最早的针灸学专著
- （2）晋・王叔和：著《脉经》，是我国第一部脉学专著，载24种脉
- （3）隋・巢元方：著《诸病源候论》，是我国第一部病因病机证候学专著

1.魏晋隋唐时期
- （4）唐·孙思邈：著《千金方》（《备急千金要方》与《千金翼方》），是我国第一部医学百科全书
- （5）晋·葛洪：著《肘后备急方》，是中医学第一部临床急症著作

2.宋金元时期
- （1）陈无择：著《三因极一病证方论》，系统阐述三因理论
- （2）钱乙：著《小儿药证直诀》，发展了脏腑辨证理论
- （3）金元四大家
  - 刘完素：倡导火热论，认为六气皆从火化，治疗以寒凉清热，为“寒凉派”，代表作《素问玄机原病式》
  - 张从正：认为“邪去正安”，治病以汗、吐、下三法，为“攻邪派”，代表作为《儒门事亲》
  - 李　杲：认为“百病皆由脾胃衰而生也”，善用温补脾胃之法，为“补土派”，代表作为《脾胃论》
  - 朱丹溪：认为“阳常有余、阴常不足”，治疗上倡导滋阴降火，为“滋阴派”，代表作为《格致余论》

3.明清时期
- （1）藏象学说
  - 明·张介宾：《景岳全书》；明·赵献可：《医贯》——命门学说
  - 明·李中梓：“先后天根本论”，认为“肾为先天之本”、“脾为后天之本”
- （2）温病学说
  - 明·吴有性：著《温疫论》，创“戾气”学说
  - 清·叶天士：著《温热论》，创卫气营血辨证理论
  - 清·薛生白：著《湿热条辨》，发展湿热病因理论
  - 清·吴鞠通：著《温病条辨》，创三焦辨证理论
- （3）清·王清任：著《医林改错》，重视解剖，发展瘀血理论

4.近代与现代
- （1）近代：提出了新观点，如中西汇通等。如唐宗海、朱沛文、恽铁樵、张锡纯为代表的中西汇通学派。张锡纯的《医学衷中参西录》，开中西药并用于临床之先河
- （2）现代：用多学科理论研究中医，探讨中医理论概念的发生之源与继续发展创新之路

三、中医学理论体系的主要特点

（一）整体观念

1.概念：整体
- 整体性——人体自身的整体性
- 统一性——人与自然、社会环境的统一性

2.内容

（1）人体是一个有机的整体
- 生理上整体性（结构完整性及结构与功能的统一性）
  - 五脏一体观：人体是以五脏为中心，各部分在结构、功能上是完整统一的
  - 形神一体观：形体与精神相互依附、不可分割
  - 精气神一体观：是指精、气、神三者之间的密切联系
- 病理上整体性：中医学在分析疾病发生、发展、变化规律时，善于从整体出发，去分析局部病机变化的整体性根源
- 诊治预防上的整体性：由外察内，通过观测形体、官窍、色脉等外在病理表现，推测内在脏腑的病机变化，整体调节

（2）人与自然环境统一性
- 自然环境对人体生理的影响
  - 季节气候
    - 气血、津液、脉象等呈季节变化
    - 春温——阳气发泄，多汗少尿；夏热——气血趋表，脉多浮大
    - 秋凉——阳气收敛，多尿少汗；冬寒——气血趋里，脉多沉小
  - 昼夜晨昏
    - 人体阳气随自然界阴阳的消长呈生、隆、虚、藏的变化
    - 平旦——生，日中——隆；日西——虚，夜半——藏
  - 地方区域：东南——气候湿热——腠理稀疏；西北——气候燥寒——腠理致密

（2）人与自然环境统一性
- 自然环境对人体病理的影响
  - 季节气候
    - 不同季节有不同的多发病
    - 春——多温病，夏——多泄泻；秋——多疟疾，冬——多伤寒
  - 昼夜晨昏：白天病情较轻，夜晚病情较重；旦慧、昼安、夕加、夜甚
  - 地域环境：地区不同多发病不同
- 自然环境与疾病防治的关系
  - 预防养生：春夏养阳，秋冬养阴
  - 治疗
    - 因时制宜：冬病夏治，夏病冬治
    - 因地制宜
      - 西北燥寒——少用寒凉药
      - 东南湿热——少用辛热药

（3）人与社会环境的统一性
- 社会环境对人体生理的影响；社会环境对人体病理的影响
- 社会环境与疾病防治的关系

（4）整体观与现代医学模式
- 现代医学模式：生物-心理-社会
- 中医学医学模式：人体-自然-社会心理；即天人一体观

（二）辨证论治

1.症、证、病的基本概念
- （1）症
  - 含义：是机体发病而表现出来的异常表现，包括症状和体征
  - 症状：指病人异常主观感觉或行为，如恶寒、发热等
  - 体征：指病人异常征象，如舌红、脉数等
- （2）证：即证候，是疾病过程中某一阶段或某一类型的病理概括。是对病因、病位、病性、病势等方面内容的综合概括，如风寒感冒证
- （3）病：即疾病的简称，指有特定的致病因素、发病规律和病机演变的一个完整的异常生命过程
- （4）三者关系
  - 病、证、症三者既有区别又有联系。病与证是对疾病本质的认识，病重点在全过程，证的重点在现阶段
  - 症状和体征是病和证的基本要素，疾病和证候都由症状和体征构成
  - 各阶段或类型的证组成疾病的全过程。一种疾病由不同的证候组成，同一证又可见于不同的疾病过程中

2.辨证论治
- （1）辨证论治：是运用中医理论辨析有关疾病的资料确立证候，论证其治则治法方药并付诸实践的思维和实践过程
- （2）辨证：是将四诊（望、闻、问、切）所收集的有关疾病的所有资料，包括症状和体征，运用中医学理论进行分析、综合，辨清疾病的原因、性质、部位及发展趋向，然后概括、判断为某种性质的证候的过程
- （3）辨证的思维过程：辨病因、辨病位、辨病性、辨病势
- （4）论治：是在辨证的基础上，确立相应的治疗原则和方法，选择适当的治疗手段和措施来处理疾病的思维和实践过程
- （5）论治的思维过程：因证立法，随法选方，据方施治等
- （6）辨证与论治的关系：辨证是论治的前提和依据；论治是依据辨证的结果，确立治则及治法

3.辨证论治的运用
- （1）同病异治：指同一种病，由于发病的时间、地域不同，或所处疾病的阶段或类型不同，或病人的体质有异，故反映出的证候不同，因而治疗也就有异，即证异则治异
- （2）异病同治：指几种不同的疾病，在其发展变化过程中出现了大致相同的病机，大致相同的证，故可用大致相同的治法和方药来治疗，即证同则治同

4.辨证与辨病相结合：中医学以辨证论治为诊疗特点，临床实践在强调“辨证论治”的同时，注重辨证与辨病相结合。辨病侧重对贯穿疾病全过程的基本矛盾的认识；辨证侧重对疾病当前阶段主要矛盾的把握。

四、中医基础理论课程的内容

（一）中医学的哲学基础

1. 气一元论；2. 阴阳学说；3. 五行学说；4. 中医学哲学基础在中医学中的应用

（二）中医学对人体生理的认识

1. 藏象；2. 精气血津液神；3. 经络；4. 体质

（三）中医学对疾病及其防治的认识

1. 病因；2. 发病；3. 病机；4. 防治原则

测试与考研往——驰骋考场，成就高分能手

一、单项选择题

（一）A型题

1. 下列叙述中，体现人与自然的关系的是
   A. 尝贵后贱，可致脱营
   B. 形与神俱，不可分离
   C. 视其外应，以知其内脏
   D. 四季变动，脉与之上下
   （中医综合A型题，2021，1题）

2. 同病异治与异病同治的依据是
   A. 病程的变化　B. 病机的变化
   C. 症状的变化　D. 体征的变化
   （中医综合A型题，2019，1题）

3.《素问·疏五过论》所说的“尝贵后贱”可致“脱营”，其影响因素是
   A. 体质差异
   B. 气候变化
   C. 社会环境变化
   D. 地理环境变化
   （中医综合A型题，2017，1题）

4. 金元时期，朱震亨“相火论”的基本观点是
   A. 阳常有余，阴常不足
   B. 阴常有余，阳常不足
   C. 五志过极，皆能化火
   D. 六气郁久，皆能化火
   （中医综合A型题，2022，1题）

5. 下列属于金元时期滋阴派观点的是
   A. 阳常有余，阴常不足
   B. 阴常有余，阳常不足
   C. 独阳不生，孤阴不长
   D. 阳在外，阴之守也
   （中医综合A型题，2018，1题）

6. 我国现存最早的医学巨著为
   A.《黄帝内经》　B.《难经》
   C.《伤寒杂病论》　D.《神农本草经》
   E.《备急千金要方》

7. 中医学成功运用辨证论治的第一部专著是
   A.《黄帝内经》　B.《脉经》
   C.《神农本草经》　D.《伤寒杂病论》
   E.《针灸甲乙经》

8. 奠定了中药学理论基础的专著是
   A.《黄帝内经》
   B.《神农本草经》
   C.《医宗金鉴》
   D.《小儿药证直诀》
   E.《伤寒杂病论》

9. 中医学第一部病因病机证候学专著是
   A.《黄帝内经》　B.《伤寒杂病论》
   C.《三因极一病证方论》　D.《诸病源候论》
   E.《小儿药证直诀》

10. 下列著名医家中被后人称为“寒凉派”代表的是
    A. 朱丹溪　B. 李东垣　C. 刘完素
    D. 张子和　E. 王清任

11. 创立了“六经辨证”理论的是
    A.《黄帝内经》　B.《难经》
    C.《神农本草经》　D.《伤寒杂病论》
    E.《针灸甲乙经》

12. 下列医家中被后人称为“攻邪派”的代表是
    A. 李中梓　B. 张从正　C. 刘完素
    D. 李东垣　E. 朱丹溪

13. 感冒、痢疾、疟疾和麻疹等术语属于中医的
    A. 病　B. 证　C. 症
    D. 病性　E. 病因

14. 中医关于证的概念是
A. 对疾病某一阶段的病机概括
B. 对疾病症状和体征的调查过程
C. 对疾病症状和体征的分析过程
D. 阴阳失调的表现
E. 病人的主观感觉和临床表现的客观体征

15. 异病同治是指
A. 症状相同，病因不同
B. 不同的疾病出现相同的证候，治法相同
C. 不同的疾病出现相同的症状，治法相同
D. 同一种疾病出现不同的症状，治法不同
E. 同一种疾病出现不同的证候，治法不同

16. 季节气候对人体生理的影响可反映为
A. 我国西北人体腠理多致密
B. "天暑衣厚则腠理开"
C. "平旦人气生，日中阳气隆"
D. "旦慧、昼安、夕加、夜甚"
E. "日西而阳气已虚，气门乃闭"

17. 中医学整体观念的内涵是
A. 人体是一个有机整体
B. 人是社会的组成部分
C. 昼夜晨昏对人体的影响
D. 人体是一个整体，人和自然界的统一性
E. 自然界是一个有机整体

18. 中医和其他医学体系相比，最重视
A. 辨病论治
B. 辨证论治
C. 对症治疗
D. 早治防变
E. 扶正祛邪

19. 久泻之后，出现脱肛；产后调理不当，子宫下垂。这两种病人都用益气升提的方法，属于中医的异病同治，因为相同的是
A. 病　B. 证　C. 症
D. 病性　E. 病因

20. 世界本原二元论的学说是
A. 精气学说　B. 阴阳学说
C. 五行学说　D. 脏腑学说
E. 卫气营血学说

21. 风温早期辛凉解表；中期清肺热；后期滋肺阴，补肺气，清余热。属中医的同病异治，相同的是
A. 病　B. 证　C. 症
D. 病性　E. 病因

（二）B型题

A.《黄帝内经》　B.《难经》
C.《伤寒杂病论》　D.《神农本草经》
E.《备急千金要方》

1. 确立中医学理论框架"理、法、方、药"中理的是
2. 确立中医学理论框架"理、法、方、药"中药的是

A.《脉经》　B.《针灸甲乙经》
C.《备急千金要方》　D.《小儿药证直诀》
E.《三因极一病证方论》

3. 可以较全面代表唐代医学发展水平与用药特点的是
4. 第一次系统讨论了脉象形态及其所主的病证的是

A. 朱丹溪　B. 李东垣　C. 刘完素
D. 张从正　E. 王清任

5. 上述医家中被后人称为"补土派"的代表是
6. 上述医家中被后人称为"滋阴派"的代表是

A. 不同的疾病出现相同的证候，治法相同
B. 不同的疾病出现相同的症状，治法相同
C. 同一种疾病出现不同的症状，治法不同
D. 同一种疾病出现不同的证候，治法不同

7. 同病异治，指
8. 异病同治，指

A. 病　B. 证　C. 症　D. 病性

9. 感冒在中医学中属于
10. 肝阳上亢在中医学中属于

A. 病　B. 证　C. 症　D. 病性

11. 皮肤瘙痒在中医学中属于
12. 肾气不足在中医学中属于

二、多项选择题

1. 以下各项中，与金元时期医家刘完素学术主张相关的是
A. 阳常有余，阴常不足
B. 用药偏于寒凉
C. 六气皆从火化
D. 五志过极皆能化火

（中医综合X型题，2022，106题）

2. 中医学理论体系形成的理论标志是
A.《黄帝内经》　B.《难经》
C.《伤寒杂病论》　D.《神农本草经》
E.《诸病源候论》

3. 金元时期，涌现出了许多各具特色的医学流派，其中最有代表性的是
A. 李东垣　B. 陈无择
C. 朱丹溪　D. 张子和
E. 刘河间

4. 朱震亨善治杂病，创建颇多，提出了
A. 病由邪生
B. 肾为先天之本，脾为后天之本
C. 阳常有余，阴常不足
D. 百病多由痰作祟
E. 六气皆从火化

5. 明清时期，在中医理论体系中的创新内容是
A. 伤寒学说　B. 温病学说
C. 阴常不足理论　D. 命门学说
E. 火旺致病学说

6. 明代对命门学说做出重大贡献的医家是
A. 张景岳　B. 李中梓
C. 赵献可　D. 吴又可
E. 王肯堂

7. 温病学派的主要贡献在于
A. 创立了三焦辨证方法
B. 创立了卫气营血辨证方法
C. 创立了脏腑辨证体系
D. 提出了命门学说
E. 创立了六经辨证纲领

8.《医林改错》的主要贡献在于
A. 发展了痰饮致病理论
B. 肯定了“记忆不在心在脑”
C. 改正了古医书中的辨证错误
D. 发展了瘀血致病理论
E. 改正了古医书中的解剖错误

9. 中医学的哲学方法是
A. 辨证论治　B. 四诊合参
C. 精气学说　D. 阴阳学说
E. 五行学说

10. 中医学的基本特点是
A. 望闻问切　B. 阴阳五行
C. 辨证论治　D. 唯物观
E. 整体观念

11. 中医“证”包括了
A. 病变原因　B. 病变性质
C. 病变部位　D. 病变过程
E. 邪正关系

12. 下列属于病的有
A. 中风　B. 发热
C. 脾虚　D. 疟疾
E. 消渴

13. 下列属于症的有
A. 脉弦细　B. 恶寒发热
C. 肺痈　D. 心火旺
E. 尿频

14. 下列属于证的有
A. 肺气虚　B. 哮喘
C. 感冒　D. 尿血
E. 肝阳上亢

15. 中医学独特理论体系的特征是
A. 深受阴阳五行学说的影响，并以此为其主要内容之一
B. 以整体观念为主导思想
C. 以脏腑经络的生理和病理为基础
D. 以辨证论治为诊疗特点
E. 肾为先天之本，脾为后天之本

16. 发病的主要因素是
A. 环境　B. 正气
C. 体质　D. 邪气
E. 情志

17. 阐明或体现中医学整体观念的有
A. 人是有机整体
B. 局部可以反映整体
C. 人与自然息息相关
D. 异病同治
E. 同病异治

18. 论治过程一般分以下几个步骤
A. 因证立法　B. 随法选方
C. 据方施治　D. 对症治疗
E. 标本缓急

三、填空题

1. 中医学理论体系形成于战国至两汉时期。《黄帝内经》《________》《伤寒杂病论》《________》医学专著的问世，标志着中医学理论体系的形成。

2. 长沙马王堆三号汉墓出土的战国时期著作

《五十二病方》以________种疾病进行分类，提及了________个病名。

3.《黄帝内经》为中医学现存最早的经典著作。该书分为《________》和《________》两部。

4.《伤寒杂病论》为张机（字仲景）所著，成书于东汉，为中医学第一部辨证论治的专著。经晋·王叔和整理，分为《________》与《________》两部。

5.《神农本草经》简称《本草经》或《本经》，成书于东汉，为现存最早的________，全书载药________种，根据养生、治病和药物毒性分为________三品。

6. 金元时期的刘完素、________、李杲、________，后人尊称为“金元四大家”

7. ________、赵献可等医家重视命门学说，创新对命门概念及其功能的认识。

8. 叶桂著《温热论》，创温热病的________理论。

9. 吴鞠通著《________》，创立温热病的三焦辨证理论。

10. 张锡纯著的《________》，是中西医学汇通派的代表作。

11. ________是中医学认识人体自身以及人与环境之间联系性和统一性的学术思想。

12. 人类生活在自然界中，自然环境的各种变化可直接或间接地影响人体的生命活动。对人与自然环境息息相关的认识，即是“________”的整体思想。

13.《素问·著至教论》“上知天文，________，________。”

14. 证的基本概念：证是对疾病过程中一定阶段的________、________、________、病势等病机本质的概括。

15. 病，即疾病的简称，指有特定的________、发病规律和病机演变的一个完整的异常生命________。

16. 辨证是以中医学理论对四诊（________、________、________、________）所得的资料进行综合分析，明确病变本质并确立为何种证的思维和实践过程。

17. 症、证、病三者既有区别又有联系。病与证，虽然都是对疾病本质的认识，但________反映的重点是贯穿疾病全过程的基本矛盾，而________反映的重点是当前阶段的主要矛盾。

四、名词解释

1. 中医学
2. 中医基础理论
3. 辨证论治
4. 辨证
5. 同病异治
6. 异病同治
7. 病
8. 证
9. 症
10. 论治

五、简答题

1.《黄帝内经》的主要成就是什么？
2. 中医学理论体系形成的时期、客观标志是什么？
3. 明清时期，中医学理论的发展有何特点？
4. 近代，中医理论发展的特点是什么？
5. 中医怎样认识人和环境的关系？
6. 中医学理论体系的特征是什么？
7. 简述辨证与辨病的关系。

六、论述题

1. 试述金元时期最有代表性的医学流派的医家及其学术思想。
2. “症”、“证”、“病”的基本概念如何？三者之间有何关系？
3. 试述辨证与论治的关系。
4. 试述自然环境对人体的生理影响方式。

第一章　中医学的哲学基础

板书与教案栏——浓缩教材精华，打破听记矛盾

第一节　气一元论

一、气的哲学概念与气一元论

- 气概念的形成
  - 早在甲骨文中就已出现，最初表示具体事物的概念
  - 春秋战国时期，气作为哲学概念逐渐形成
  - 有形和无形是气的聚合和弥散的不同状态，无形之气凝聚而成有质之形，形消质散又复归于无形之气
- 气的哲学概念：气是一种极其细微的物质，是构成世界的物质本原。其本义是客观的、具有运动性的物质存在；其泛义是世界的一切事物或现象，包括精神现象，均可称之为气
- 气一元论：是研究气的内涵及其运动，并用以阐释宇宙万物的构成本原及其发展变化的古代哲学思想

二、气一元论的基本内容

- 气是物质：气，最基本的特性就是物质性。充满宇宙间的气，是构成万物的基本物质
- 气是万物的本原
  - 气一元论认为，气是构成天地万物包括人类的共同原始物质。气的运动推动着宇宙万物的发生发展和变化
  - 天地精气化生为人。人与万物同源于气，但人类与宇宙中的他物不同，不仅有生命，还有精神活动，是由“精气”，即气中的精粹部分所化生
- 气的运动是万物变化的根源
  - 气的运动是物质世界存在的基本形式
  - 气的运动，称为气机。升、降、出、入、聚、散是气运动的基本形式。气的运动是宇宙产生各种变化的动力
  - 气的变化，称为气化。世界万物所发生的一切变化都是气化的结果，由气化产生形体，形体又可复归于气
- 气是天地万物相互联系的中介：气是事物之间相互感应、传递信息的中介
- 气一元论认为：气是宇宙的本体，构成万物的本原，维系着天地万物之间的相互联系，气的运动变化推动宇宙万物的发生发展和变化

三、气一元论在中医学中的运用

- 构建天人合一整体观
- 阐释人体生命活动
- 解释人体疾病变化
- 指导疾病的诊治

第二节　阴阳学说

板书与教案栏——浓缩教材精华，打破听记矛盾

一、阴阳的概念与归类

（一）阴阳的基本概念

- 阴阳的含义：阴阳的概念，属于中国古代哲学范畴，是对相关事物或一事物本身存在的对立双方属性的概括。既可表示相关联又相对应的两种事物或现象的属性划分及运动变化，又可表示同一事物内部相互对应着的两个方面的属性趋向及运动规律
- 阴阳概念的来源：阴阳的概念起源于远古时期
- 阴阳最初含义为：向日为阳，背日为阴
- 阴阳概念的形成：阴阳的概念形成于《周易》，至《左传》开始应用于中医学理论

（二）阴阳的特性与归类

- 阴阳属性的确定：凡是具有相互关联且又相互对立的事物或现象，或同一事物内部相互对立的两个方面，都可以用阴阳来概括分析其各自的属性
- 阴阳特性
  - 相对性：事物阴阳属性并不是一成不变
    - 阴阳属性可以互相转化
    - 阴阳之中复有阴阳
    - 阴阳属性随比较对象而变
  - 普遍性：世界上很多事物和现象都存在正反两个方面，皆可用阴阳来标示。阴阳，既可以标示相互对立的两种事物或现象，又可以标示同一事物或现象内部对立的两个方面
  - 关联性：阴阳所概括的一对事物或现象应是共处于统一体中，或一事物内部对立的两个方面
  - 规定性：阴阳学说对阴阳各自属性有着明确的规定，具有不可变性和不可反称性

二、阴阳学说的基本内容

（一）阴阳对立

- 含义：指阴阳“一分为二”，即对峙、相反的关系，是事物或现象固有的属性
- 阴阳对立的形式，通过阴阳之间的相互斗争、相互制约而发挥作用
- 阴阳对立制约的意义，在于防止阴阳的任何一方不至于亢盛为害，以维持阴阳之间的协调平衡

（二）阴阳互根

- 含义：指相互对立的阴阳两个方面，具有相辅相成、相互依存的关系。阴阳互根的形式，通过阴阳互藏、互为根本而发挥作用
- 阴阳互藏的含义：阴阳互藏，指相互对立的阴阳双方中的任何一方都包含着另一方，即阴中有阳，阳中有阴
- 阴阳互为根本的含义：指阴阳的互为根本、相互依存的关系，即“阳根于阴，阴根于阳”。双方互为存在的前提。互为根本的阴阳双方具有相互资生、促进和助长的作用
- 阴阳互根互藏的意义：在于阴阳始终处于统一体之中，每一方都以对方的存在作为自身存在的前提和条件，任何一方都不能脱离对方而单独存在

（三）阴阳交感

- 含义：指阴阳二气在运动中相互感应而交合的相互作用。阴阳交通相合，彼此交感相错，是宇宙万物赖以生成和变化的根源
- 意义：阴阳交感是天地万物化生的基础，是事物和现象发展变化的动力

（四）阴阳消长

- 含义：指阴阳双方不是静止不变的，而是处于不断的消减和增加的运动变化之中
- 形式
  - 阴阳互为消长
  - 阴阳同消同长
- 与对立制约和互藏互根之间的关系
  - 阴阳的消长形式与阴阳的对立制约相关联
  - 阴阳之间的同消同长即此消彼亦消和此长彼亦长的消长形式与阴阳的互藏互根相联系

（五）阴阳转化

- 含义：指事物的阴阳属性，在一定条件下可以向其相反的方向转化，即属阳的事物可以转化为属阴的事物，属阴的事物可以转化为属阳的事物
- 形式：渐变、突变
- 内在依据：阴阳互藏互根是阴阳转化的内在根据。阴中寓阳，阴才有向阳转化的可能性；阳中藏阴，阳才有向阴转化的可能性
- 条件：阴阳消长是发生转化的前提，当阴阳消长运动发展到一定阶段时发生转化

（六）阴阳自和

- 含义：是指阴阳双方自动维持和自动恢复其协调稳定状态的能力和趋势。阴阳自和是阴阳的本性
- 阴阳自和是相对的、动态的平衡。阴阳双方以对立制约与互根互用为基础，在一定限度内消长和在一定条件下转化的运动变化，维持阴阳平衡状态

三、阴阳学说在中医学中的应用

- 说明人体组织结构
- 概括人体生理功能
- 阐释人体疾病变化
  - 分析病因的阴阳属性
  - 分析病机的基本规律
    - 阴阳偏盛
    - 阴阳偏衰
    - 阴阳互损
- 应用于疾病诊断
  - 分析四诊资料
  - 辨别疾病证候
- 指导疾病防治
  - 指导养生保健
  - 确定治疗原则
  - 归纳药物性能

测试与考研栏——驰骋考场，成就高分能手

一、单项选择题

（一）A型题

1.“阴病治阳”的含义是

A. 阳中求阴　　B. 阴中求阳　　C. 补阴以制阳　　D. 补阳以制阴

（中医综合A型题，2013，3题）

2. 阴损及阳致阴阳俱损的理论依据是

A. 阴阳转化　　B. 阴阳互根　　C. 阴阳对应　　D. 阴阳消长

（中医综合A型题，2014，2题）

3.“孤阴不生，独阳不长”所阐述的阴阳关系

A. 阴阳转化　　B. 阴阳互根　　C. 相互对立　　D. 相互消长

（中医综合A型题，2015，2题）

4.“阳胜则阴病”，其病理变化相关的是

A. 阴阳对立制约　　B. 阴阳交感互藏

C. 阴阳互根互用　　D. 阴阳相互转化

（中医综合A型题，2017，2题）

5.“阴中有阳，阳中有阴”是指

A. 阴阳互藏　　B. 阴阳消长

C. 阴阳平衡　　D. 阴阳交感

（中医综合A型题，2016，2题）

6. 阴阳互损体现了什么阴阳关系

A. 相互转化　　B. 阴阳互根互用

C. 消长平衡　　D. 相互制约

（中医综合A型题，2018，2题）

7.“阳中求阴”适用于

A. 补阴时佐以补阳　　B. 补阳时佐以补阴

C. 补阳以制阴　　D. 补阴以制阳

（中医综合A型题，2019，3题）

8. 下列选项中，不属于阴阳转化的是

A. 寒极生热，热极生寒

B. 重阴必阳，重阳必阴

C. 动极则静，阳极反阴

D. 阴胜则阳病，阳胜则阴病

（中医综合A型题，2020，2题）

9.“地气上为云，天气下为雨”(《内经》) 体现的气化形式是

A. 气与形之间的转化　　B. 气与气之间的转化

C. 形与形之间的转化　　D. 形体自身的转化

（中医综合A型题，2021，2题）

10. 宇宙万物化生和变化的根本条件是

A. 阴阳互根互用　　B. 阴阳相互转化

C. 阴阳消长平衡　　D. 阴阳交感互藏

（中医综合A型题，2022，2题）

11. 确立“阴中求阳，阳中求阴”的理论依据是

A. 阴阳对立制约　　B. 阴阳互根互用

C. 阴阳互为消长　　D. 阴阳相互转化

12. 事物或现象阴阳属性的征兆是

A. 寒热　　B. 上下

C. 水火　　D. 晦明

E. 动静

13. 昼夜分阴阳，则上午为

A. 阴中之阳　　B. 阳中之阳

C. 阳中之阴　　D. 阴中之阴

E. 阴中之至阴

14. 以昼夜分阴阳，后半夜为

A. 阴中之阳　　B. 阳中之阴

C. 阳中之阳　　D. 阴中之阴

E. 阴中之至阴

15. 四时阴阳的消长变化，从冬至到立春为

A. 阴消阳长　　B. 重阴必阳

C. 阴长阳消　　D. 重阳必阴

E. 由阳转阴

16. 统一体中的阴阳双方，每一方都包含有另一方的阴阳关系是

A. 互根互用　　B. 阴阳转化

C. 阴阳消长　　D. 阴阳互藏

E. 对立相反

17.“阴阳离决，精气乃绝”所反映的阴阳关系是

A. 对立制约　　B. 互根互用

C. 相互交感　　D. 消长平衡

E. 相互转化

18. 下列各项，可用阴阳消长来解释的是

A. 阳虚则寒　　B. 阳长阴消

C. 寒则热之　　D. 阴损及阳

E. 阴盛则阳病

19.“重阴必阳”的理论依据是

A. 阴阳交感　　B. 阴阳对立制约

C. 阴阳转化　　D. 阴阳互根互用

E. 阴阳消长

20. 体表为阳，筋骨为

A. 阳中之阳　　B. 阳中之阴

C. 阴中之阴　　D. 阴中之阳

E. 阴

21. 言脏腑之阴阳，肾为

A. 阴中之阳　　B. 阴中之阴

C. 阴中之至阴　　D. 阳中之阴

E. 阳中之阳

22. 下列属阳的是

A. 寒证　　B. 表证

C. 里证　　D. 血虚证

E. 精虚证

23. 五脏分阴阳，肝的阴阳属性是

A. 阴中之阳　　B. 阳中之阳

C. 阴中之阴　　D. 阳中之阴

E. 阴中之至阴

24. 阴中求阳的适应证是

A. 阴虚　　B. 阳虚

C. 阴盛　　D. 阳盛

E. 阴阳两虚

25. 阴中之阳所对应的季节是

A. 长夏　B. 秋
C. 冬　D. 春
E. 夏

26. “壮水之主，以制阳光”的治法，最适于治疗的
A. 阴盛则寒之证　B. 阴虚则热之证
C. 阴盛伤阳之证　D. 阴损及阳之证
E. 阳损及阴之证

27. “寒极生热，热极生寒”说明了阴阳之间的哪种关系
A. 相互转化　B. 相互交感
C. 对立制约　D. 互根互用
E. 消长平衡

28. 属于“阴中之阳”的是
A. 上午　B. 中午
C. 下午　D. 前半夜
E. 后半夜

29. “益火之源，以消阴翳”是指
A. 阴病治阳　B. 阳病治阴
C. 热者寒之　D. 寒者热之
E. 阳中求阴

30. “阳中求阴”的治疗方法适用于
A. 阴虚　B. 阳虚
C. 阴胜　D. 阳胜
E. 阴阳两虚

31. 阴阳的概念是
A. 相互对立的两个事物
B. 古代的两点论
C. 矛盾
D. 一个事物内部相互对立的两方面
E. 对自然界相互关联的某些事物或现象对立双方的概括

32. “阴平阳秘，精神乃治”是指
A. 阴阳消长平衡关系的正常
B. 阴阳对立消长关系的正常
C. 阴阳对立制约关系的正常
D. 阴阳互根互用关系的正常
E. 阴阳相互转化关系的正常

33. 阴阳互损病机的理论基础是
A. 阴阳相互消长　B. 阴阳相互转化
C. 阴阳相互制约　D. 阴阳互根互用
E. 阴阳相互对立

34. 阴阳的转化是
A. 无条件的　B. 有条件的
C. 相对的　D. 绝对的
E. 必然的

35. 下列不属于阴阳失调病机的是
A. 阴阳偏衰　B. 阴阳偏盛
C. 阴阳互损　D. 气血不和
E. 阴阳格拒

36. 无寒就无所谓热，无热则无所谓寒，体现了
A. 阴阳消长　B. 阴阳对立
C. 阴阳互根　D. 阴阳互藏
E. 阴阳互用

37. 阳邪致病，阳气偏盛则为
A. 阴胜则寒　B. 阳胜则热
C. 阴虚则热　D. 阳虚则寒
E. 阳损及阴

38. 阴液不足，不能制阳则为
A. 阴胜则寒　B. 阳胜则热
C. 阴虚则热　D. 阳虚则寒
E. 阳损及阴

39. 下列属阳的事物是
A. 晦暗　B. 青、白
C. 呼吸微弱　D. 黄、赤
E. 声音低怯

40. 阳偏胜的主要病机特点是
A. 病理性代谢产物聚积
B. 脏腑功能障碍
C. 阴不制阳，阳气偏亢
D. 机能抑制，代谢减退
E. 阳盛而阴未虚，实热内生

41. 阳偏盛形成的证候是
A. 里证　B. 实证
C. 实寒证　D. 实热证
E. 表证

42.《黄帝内经》中提出“春夏养阳，秋冬养阴”的原则，旨在强调
A. 春夏重在保养阳气
B. 阴阳与四时的关系
C. 保养阴气的重要性
D. 秋冬重在保养阴气
E. 调养四时阴阳的重要性

43. 下列选项，属于阴的是
A. 面色鲜明　B. 浮脉
C. 背部　D. 迟脉
E. 声高气粗

44. "阴在内，阳之守也；阳在外，阴之使也。"此语主要说明了阴阳的哪一关系

A. 互根互用　B. 对立制约
C. 相互交感　D. 消长平衡
E. 相互转化

（二）B型题

A. 精气　B. 气机
C. 气化　D. 升降出入
E. 升降聚散

1. 气的运动形式主要有
2. 人体之气运动的主要形式有

A. 水地　B. 精气
C. 阴阳　D. 五行
E. 男女之精

3. 天地万物相互联系的中介是
4. 精气学说的产生之源是

A. 实热证　B. 虚热证
C. 虚寒证　D. 真寒假热证
E. 阴阳两虚证

5. 阴阳互损可形成
6. 阴盛格阳可形成

A. 阳中之阳　B. 阴中之阳
C. 阳中之阴　D. 阴中之阴
E. 阴中之至阴

7. 以五脏分阴阳则心为
8. 以五脏分阴阳则脾为

A. 此消彼长　B. 此长彼消
C. 此消彼亦消　D. 此长彼亦长
E. 彼此皆不消长

9. 属彼此制约不及者为
10. 属互根互用不及者为

A. 阴阳二气的交感　B. 阴阳二气的制约
C. 阴阳二气的运动　D. 阴阳二气的平衡
E. 阴阳二气的互根

11. 万物发生和变化的根源是
12. 阴阳交感的基础是

二、多项选择题

1. 下列选项中，体现阴阳对立制约关系的是

A. 阴损及阳，阳损及阴
B. 阳虚则阴盛，阴虚则阳亢
C. 阳中求阴，阴中求阳
D. 阳胜则阴病，阴胜则阳病

（中医综合X型题，2020，106题）

2. 下列各项中，体现阴阳互根关系的有

A. 孤阴不生　B. 阴中求阳
C. 阳病治阴　D. 阴损及阳

（中医综合X型题，2013，122题）

3. 昼夜晨昏对人体生命活动的影响有

A. 阳气朝始生　B. 阳气夜半衰
C. 病情旦慧昼安　D. 病情夕加夜甚

（中医综合X型题，2016，121题）

4. 属于阴阳互根关系的是

A. 阳在外，阴之使　B. 阴在内，阳之守
C. 无阴则阳无以生　D. 阴盛者胜之以阳

（中医综合X型题，2016，122题）

5. 下列选项中，阐释四季更替机理的是

A. 阴阳相互制约　B. 阴阳相互消长
C. 阴阳相互为用　D. 阴阳相互转化

（中医综合X型题，2019，107题）

6. 以下选项中，不属于互根互用原理的是

A. 阳胜则阴病，阴胜则阳病
B. 阳损及阴，阴损及阳
C. 阳长则阴消，阴长则阳消
D. 阴病治阳，阳病治阴

（中医综合X型题，2021，107题）

7. 下列选项，可用阴阳互用理论解释的有

A. 阴病治阳　B. 阳中求阴
C. 阴损及阳　D. 阴阳两虚

（中医综合X型题，2022，107题）

8. 按照事物或现象阴阳属性的划分原则，下列各项中属阴的有

A. 发散　B. 明亮
C. 温煦　D. 抑制
E. 晦暗

9. 下列各项中，属于阴偏衰治疗方法的有

A. 阳病治阴　B. 阴病治阳
C. 阴中求阳　D. 阳中求阴
E. 滋阴壮水

10. 阴阳偏盛的治疗原则是

A. 补其不足　B. 损其有余
C. 虚则补之　D. 实则泻之

E. 损者益之

11. 发热的病人，其病机可以是

A. 阴虚　B. 痰饮
C. 阴盛　D. 阳盛
E. 津液亏虚

12. 八纲中以阴阳为总纲，其余六纲中属阴的是

A. 里　B. 寒　C. 虚
D. 表　E. 实

13. 药物五味中属阳的是

A. 辛味　B. 酸味
C. 甘味　D. 苦味
E. 咸味

14. 根据事物阴阳属性划分原则，属阳者为

A. 外　B. 表　C. 腹
D. 背　E. 五脏

15. 症见寒象的病人，其病机可以是

A. 阳虚　B. 阴虚
C. 阳盛　D. 阴盛
E. 阴阳俱虚

16. 阴阳学说认为，阴和阳之间的平衡

A. 是绝对的　B. 是相对的
C. 是量上相等的　D. 不是静止的
E. 不是绝对的

17. 阴阳的相对性表现在

A. 阴阳对立制约　B. 阴阳互根互用
C. 阴阳相互转化　D. 阴阳消长平衡
E. 阴阳之中复有阴阳

18. 五脏分阴阳，在五脏中属阴的是

A. 心　B. 肺　C. 脾
D. 肝　E. 肾

19. 按照事物或现象阴阳属性的划分原则，下列各项中属阳的有

A. 温煦　B. 抑制
C. 潜藏　D. 凉润
E. 推动

20. 根据阴阳相互制约原理确定的治法是

A. 阴阳双补　B. 阴病治阳
C. 阳中求阴　D. 阴中求阳
E. 寒者热之

三、填空题

1. “阴在内，________；阳在外，________。”（《素问·阴阳应象大论》）

2. “阴胜则________，阳胜则________，阳胜则________，阴胜则________。”（《素问·阴阳应象大论》）

3. 中医学应用阴阳学说概括人体的生理功能，如《素问·生气通天论》所论：“阴平阳秘，________。”人体的正常生命活动，是阴阳对立互根的协调关系处于相对动态平衡的结果。

4. 背为阳，阳中之阳，________也；背为阳，阳中之阴，________也。腹为阴，阴中之阴，________也；腹为阴，阴中之阳，________也；腹为阴，阴中之至阴，________也。（《素问·金匮真言论》）

5. “重阴必阳，________”，“寒极生________，________极生寒”（《素问·阴阳应象大论》）；“________甚则热，________甚则寒”（《灵枢·论疾诊尺》）。

6. “水”与“火”这一对事物具备了寒热、动静、明暗的特性，集中反映了阴阳的属性，成为事物划分阴阳属性的标志。《素问·阴阳应象大论》：“水火者，阴阳之________也。”

7. “夫四时阴阳者，万物之根本也，所以圣人春夏养________，秋冬养________，以从其根，故与万物沉浮于生长之门。逆其根，则伐其本，坏其真矣。”（《素问·四气调神大论》）

8. 应用药物、针灸等方法调整阴阳偏盛偏衰等的病机变化，恢复阴阳协调平衡，称为“调整阴阳”，是治疗疾病的基本原则之一。“谨察阴阳而调之，以________为期。”（《素问·至真要大论》）

9. 阴阳学说广泛应用于四诊和辨证之中，只有辨清阴阳，才能正确分析和判断疾病的阴阳属性。故《景岳全书·传忠录·阴阳》说：“凡诊病施治，必须先审________，乃为医道之纲领。”

10. 宇宙万物的发生发展变化及相互关系都可以纳入阴阳范畴，中医学认为“人生有形，________。”（《素问·宝命全形论》）

11. 中医学关于阴阳基本概念的经典表述，见于《素问·阴阳应象大论》“阴阳者，________，万物之纲纪，________，生杀之本始，神明之府也。”

12. “万物________，冲气以为和。”认为阴阳相互作用所产生的冲和之气是推动事物发生发展变化的根源。（《老子·四十二章》）

13. “阴阳者，数之可十，________，数之可千，推之可万。万之大，不可胜数，________。”（《素问·阴阳离合论》）

四、名词解释

1. 阴阳
2. 阴阳学说
3. 阴阳交感
4. 阴阳互根
5. 益火之源，以消阴翳
6. 阴阳自和
7. 阴阳对立
8. 阴胜则寒，阴胜则阳病
9. 阴阳偏衰
10. 阴阳互损
11. 阳虚则寒
12. 阴虚则热
13. 阴阳偏盛
14. 阳胜则热
15. 壮水之主，以制阳光
16. 阳中求阴
17. 阴中求阳
18. 阴平阳秘

五、简答题

1. 何为阴阳互根互藏？其含义与意义是什么？
2. 为什么说阴阳属性是相对的？
3. 如何分析事物或现象的阴阳属性？
4. 何为阴阳相互转化？
5. 何谓阴阳消长？简述阴阳消长与阴阳平衡的关系。
6. 简述阴阳转化与阴阳消长的关系。
7. 何为阴阳的普遍性、关联性？并举例说明。

六、论述题

1. 试述阴阳学说的基本内容。
2. 如何理解阴中求阳、阳中求阴？
3. 阴阳偏盛偏衰的治疗原则？
4. 怎样运用阴阳理论阐释人体的病理变化、确立人体病理变化的总纲？
5. 何为阴病治阳，阳病治阴？其依据的治疗原则是什么？
6. 如何运用阴阳学说概括人体生理功能？
7. 如何运用阴阳理论分析四诊资料，概括分析药物的性味、功能，分析各种证候？
8. 如何鉴别阳胜则热与阴虚则热、阴盛则寒与阳虚则寒？

第三节　五行学说

板书与教案栏——浓缩教材精华，打破听记矛盾

一、五行的概念与分类

五行的概念
- 五行含义：即木、火、土、金、水五种物质属性及其运动变化
- 五：指由宇宙本原之气分化的、构成宇宙万物的木、火、土、金、水五类物质属性
- 五行的特性
  - 木曰曲直
  - 火曰炎上
  - 金曰从革
  - 土爰稼穑
  - 水曰润下

事物和现象的五行归类
- 依据：五行各自的特性
- 方法
  - 取象比类法
  - 推演络绎法

二、五行学说基本内容

（一）五行生克制化

- 相生
  - 概念：指木、火、土、金、水之间存在着有序的递相资生、助长和促进的关系
  - 次序：木生火、火生土、土生金、金生水、水生木
  - 《难经》：比喻为母子关系。“生我”者为母，“我生”者为子

- 相克
  - 概念：指木、火、土、金、水之间存在着有序的间相克制、制约和抑制的关系
  - 次序：木克土、土克水、水克火、火克金、金克木
  - 《黄帝内经》：称为所胜与所不胜，"克我"者为我"所不胜"，"我克"者为我"所胜"
- 制化
  - 概念：五行之间递相生化，又间相制约，生化中有制约，制约中有生化，二者相辅相成，从而维持其相对平衡和正常的协调关系
  - 规律：五行中一行亢胜时，必然随之有制约，以防止亢而为害；一行相对不及时，必然随之有相生，以维持生生不息
- 五行胜复
  - 概念：五行中一行亢盛（即胜气），则引起其所不胜（即复气）的报复性制约，从而使五行之间复归于协调和稳定，又称为子复母仇
  - 规律："有胜则复""微者复微，甚者复甚"

（二）五行生克异常

- 相乘
  - 概念：指五行中一行对其所胜的过度制约或克制
  - 次序：木乘土、土乘水、水乘火、火乘金、金乘木
  - 原因：太过或不及
- 相侮
  - 概念：指五行中某一行对其所不胜的反向制约和克制
  - 次序：木侮金、金侮火、火侮水、水侮土、土侮木
  - 原因：太过或不及
- 相乘与相侮的关系
  - 区别
    - 相乘：按相克次序发生过度克制
    - 相侮：与相克次序相反的克制现象
  - 联系：发生相乘时也可以发生相侮，反之亦然
- 五行的母子相及
  - 母病及子：指五行中的某一行异常，累及其子行，导致母子两行皆异常
  - 子病及母：指五行中的某一行异常，累及其母行，终致子母两行皆异常
  - 子病及母
    - 子行不足引起母行亦虚的母子俱虚
    - 子行亢盛导致母行亦盛的母子俱实
    - 子行亢盛损伤母行，导致子盛母衰，即"子盗母气"

三、五行学说在中医学中的应用

- 构建天人一体的五脏系统
- 说明五脏功能及其关系
  - 阐释五脏生理功能：根据五行特性，取象比类，将五脏分别归属于五行
  - 分析五脏相互关系
    - 以五行相生理论说明五脏之间的资生关系
    - 以五行相克理论说明五脏之间的制约关系
- 说明五脏病变的相互影响
  - 相生关系的传变
    - 母病及子：指疾病从母脏传及子脏
    - 子病及母：指疾病从子脏传及母脏
  - 相克关系的传变
    - 相乘：相克太过致病
    - 相侮：反向克制致病
- 应用于疾病诊断
  - 确定五脏病变部位：以五行属性归类和生克乘侮规律辨识五脏病变的部位
  - 推断病情进展和判断疾病的预后
- 指导疾病防治
  - 指导脏腑用药；控制疾病传变
  - 确定治法治则
    - 根据相生规律
      - 治则：补母和泻子，即"虚则补其母，实则泻其子"
      - 治法：滋水涵木；益火补土；培土生金；金水相生；益木生火
    - 根据相克规律
      - 治则：抑强扶弱
      - 治法：抑木扶土；培土制水；佐金平木；泻南补北；泻火润金

指导疾病防治
- 指导情志疾病治疗：运用五行学说，通过不同情志变化的相互抑制关系来达到治疗目的，又称为“以情胜情”
- 指导针灸取穴
  - 应用针灸疗法时，根据脏腑病证的虚实，以五行生克规律指导选穴治疗
  - 《灵枢·本输》指出：阴经井穴属木，阳经井穴属金

测试与考研栏——驰骋考场，成就高分能手

一、单项选择题

（一）A型题

1. 下列各项中，宜遵循五行相生规律施治的是
A. 水不涵木　B. 水火不济
C. 水不疏土　D. 木火刑金
（中医综合A型题，2015，3题）

2.《素问·五脏生成》说“肾……其主脾也”，其“主”是指
A. 生我　B. 我生
C. 克我　D. 我克
（中医综合A型题，2019，2题）

3.《金匮要略》中“见肝之病，知肝传脾”体现的原则是指
A. 土虚木乘　B. 木旺乘土
C. 母病及子　D. 子盗母气
（中医综合A型题，2020，3题）

4. 根据五行属性，肝火犯肺属于
A. 母病及子　B. 子病及母
C. 相乘制约　D. 相侮制约
（中医综合A型题，2018，3题）

5. 下列各项中，属于五行相侮的
A. 其气不足，则制己所不胜
B. 其气有余，则制己所胜
C. 其气不足，则制己所胜
D. 其气有余，则制己所不胜
（中医综合A型题，2014，3题）

6. 根据五行相生规律确定治法的是
A. 佐金平木　B. 泻心清肝
C. 疏肝健脾　D. 培土制水
（中医综合A型题，2021，3题）

7.《难经》根据五行相生规律提出的治则是
A. 先治母脏，后治子脏
B. 母病治母，子病治子
C. 虚则补其母，实则泻其子
D. 重则治母，轻则治子
（中医综合A型题，2022，3题）

8. 按照五行学说，属于“母病及子”的是
A. 土虚水侮　B. 土壅木郁
C. 水不涵木　D. 木火刑金
（中医综合A型题，2012，3题）

9. 心火亢盛引动肝火而致心肝火旺，根据五行理论选择的治则是
A. 抑强　B. 扶弱
C. 泻子　D. 补母

10.《素问·五运行大论》说：“其不及，则己所不胜，侮而乘之。”指
A. 相生　B. 相克
C. 相侮　D. 相乘

11. 土不足时，木乘土虚而克之，属于
A. 母病及子　B. 子病犯母
C. 相克　D. 相乘

12. 火的特性是
A. 曲直　B. 稼穑
C. 从革　D. 炎上
E. 润下

13. 五行学说中具有“曲直”特性的是
A. 木　B. 火
C. 土　D. 金
E. 水

14. 具有肃杀、收敛、沉降等作用或特性的事物，其属性是
A. 火　B. 土
C. 水　D. 木
E. 金

15. 五行中火的“所胜”是
A. 水　B. 木
C. 土　D. 金
E. 火

16. 一年季节中，“长夏”所属的是
A. 木 B. 火 C. 土
D. 金 E. 水
17. 按五行生克乘侮规律，脾虚病人见面色青，是
A. 木克土 B. 木乘土
C. 土侮木 D. 土生金
E. 土克水
18. 根据情志相胜法，可制约大怒的情志是
A. 喜 B. 思 C. 悲
D. 恐 E. 惊
19. 下列不按五行相生顺序排列的是
A. 呼、笑、歌、哭、呻
B. 筋、脉、肉、皮、骨
C. 青、赤、黄、白、黑
D. 角、徵、商、宫、羽
E. 酸、苦、甘、辛、咸
20. 下列各项中，属于母病及子的是
A. 肺病及肾 B. 肝病及肾
C. 肺病及心 D. 心病及肝
E. 脾病及肾
21. 下列关于五行生克规律的叙述，错误的是
A. 木为水之子 B. 火为土之母
C. 水为火之所不胜 D. 金为木之所胜
E. 木为土之所不胜
22. 下列哪种说法是正确的
A. 母气有余而乘其子
B. 子气有余而乘其母
C. 气有余而乘己所胜
D. 气有余则乘己所不胜
E. 其不及则已所胜侮而乘之
23. 属五行相乘传变的是
A. 肝病及心 B. 肝病及肾
C. 肝病及肺 D. 肝病及脾
E. 脾病及心
24. 五行调节事物整体动态平衡的机制是
A. 生我 B. 我生
C. 克我 D. 我克
E. 制化
25. 属五行相侮传变的是
A. 肝病及心 B. 肝病及肾
C. 肝病及肺 D. 肝病及脾
E. 脾病及心
26. 土壅木郁，体现的关系是
A. 母病及子 B. 子病及母
C. 相乘传变 D. 相侮传变
E. 母子同病
27. 适用于肾阴亏损而肝阴不足，甚或肝阳上亢之证的治法是
A. 泻南补北 B. 扶土抑木
C. 滋水涵木 D. 培土生金
E. 佐金平木
28. 根据五行学说，五色中属木的是
A. 青 B. 赤
C. 黄 D. 白
E. 黑
29. 依据五行相克规律，下列说法正确的是
A. 悲胜恐 B. 悲胜喜
C. 恐胜喜 D. 怒胜喜
E. 恐胜思
30. 心肾不交的治法是
A. 泻南补北 B. 扶土抑木
C. 滋水涵木 D. 培土生金
E. 佐金平木
31. 下列各项中属于相乘传变的是
A. 肺病及肾 B. 肺病及心
C. 心病及肝 D. 肝病及肾
E. 脾病及肾
32. 主要体现按五行学说确立抑强扶弱治则的治法是
A. 抑木扶土法 B. 佐金平木法
C. 培土制水法 D. 泻南补北法
E. 以上都是
33. 根据五行的生克乘侮规律，以下哪种说法是错误的
A. 心火不足，肾水可乘之
B. 木火刑金
C. 肝木乘土
D. 心火过亢，可以反侮肺金
E. 岁土太过，雨湿流行，肾水受邪
34. 金气不足，反为木气所衰，属于
A. 己所不胜，侮而乘之
B. 己之所胜，轻而侮之
C. 制己所胜
D. 侮所不胜
E. 以上都不是
35. 下列何项归属于五行之“土”
A. 目 B. 舌

C. 口　　D. 鼻

E. 耳

36. 下列何项归属于五行之“水”

A. 恐　　B. 喜

C. 怒　　D. 思

E. 忧

37. 按五行生克规律，肾的所不胜是

A. 心　　B. 肝

C. 脾　　D. 肺

E. 膀胱

38. 按五行生克规律，肝的所胜是

A. 心　　B. 肺

C. 肾　　D. 胆

E. 脾

39. “泻南补北”法适用于

A. 肾阴虚而相火妄动　　B. 心阴虚而心阳亢

C. 肾阴虚而心火旺　　D. 肾阴虚而肝阳亢

E. 肾阳虚而心火旺

40. 以下以五行相生关系来解释的是

A. 补脾气以益肺气　　B. 养心血以补肝血

C. 补肾阴以滋心阴　　D. 补脾气以益肾气

E. 补肾阳以助脾阳

41. 下列属于“子病犯母”的是

A. 脾病及肺　　B. 脾病及肾

C. 肝病及肾　　D. 肝病及心

E. 肺病及心

42. 根据五行相生规律确立的治法是

A. 培土生金　　B. 培土制水

C. 泻南补北　　D. 佐金平木

E. 抑木扶土

43. 在五行生克关系中，下列哪项是错误的

A. 木克土　　B. 火生土

C. 金生水　　D. 金克木

E. 水克木

44. 下列属于母子关系的是

A. 水和火　　B. 土和金

C. 金和木　　D. 木和土

E. 金和火

45. 心病影响到脾，以五行学说来说明，属于

A. 火乘土　　B. 母病及子

C. 子病及母　　D. 相乘传变

E. 相侮传变

46. 按五行生克关系，肾为脾之

A. 母　　B. 子

C. 所胜　　D. 所不胜

E. 所克

（二）B型题

A. 肝　　B. 心　　C. 脾

D. 肺　　E. 肾

1. 面青，嗜酸，脉弦，病多在

2. 面赤，口苦，脉数，病多在

A. 肝病及心　　B. 肝病及肾

C. 肝病及肺　　D. 肝病及脾

E. 脾病及肝

3. 属母病及子的是

4. 属子病及母的是

A. 角　　B. 徵　　C. 宫

D. 商　　E. 羽

5. 自然界五音与肺相对应的是

6. 自然界五音与心相对应的是

A. 曲直　　B. 炎上　　C. 从革

D. 稼穑　　E. 润下

7. 五行中“土”的特性是

8. 五行中“金”的特性是

二、多项选择题

1. 按五行生克规律来判断病情轻重的叙述中，正确的是

A. 按相生规律传变时，子病犯母病情较重

B. 按相生规律传变时，母病及子病情较重

C. 按相克规律传变时，相侮传变病情较重

D. 按相克规律传变时，相乘传变病情较重

（中医综合X型题，2020，107题）

2. 根据五行相克规律治疗原则有

A. 补母　　B. 泻子

C. 抑强　　D. 扶弱

（中医综合X型题，2014，122题）

3. 符合五行相生治法规律的是

A. 滋肺益肾　　B. 滋肾益肝

C. 泻心清肝　　D. 泻肝清肺

（中医综合X型题，2019，106题）

4. 下列哪几项符合五行理论在情志病治疗中的具体应用

A. 思胜恐　　B. 惊胜思

C. 悲胜忧　　D. 悲胜怒
E. 恐胜喜

5. 在五行关系中，木气有余可以导致
A. 克土　　B. 乘土
C. 生火　　D. 侮金
E. 侮水

6. 五行“相乘”，主要是指
A. 其不及则己所不胜侮而乘之
B. 气有余则侮所不胜
C. 气有余则制己所胜
D. 其不及则己所胜轻而侮之

7. 在五脏之变动中，下列哪项是正确的
A. 肝之变动为握　　B. 心之变动为笑
C. 脾之变动为哕　　D. 肺之变动为咳
E. 肾之变动为栗

8. 下列各项中，依据五行相生规律确定的治法是
A. 滋水涵木法　　B. 益火补土法
C. 佐金平木法　　D. 金水相生法
E. 壮水制火法

9. 下列各项中属于五行的母子关系者为
A. 木与火　　B. 火与金
C. 金与木　　D. 水与木
E. 土与水

10. 下列各项中，依据五行相克规律确定的治法是
A. 滋水涵木法　　B. 佐金平木法
C. 培土制水法　　D. 泻南补北法
E. 益火补土法

11. 具有所胜、所不胜关系的是
A. 木与火　　B. 土与水
C. 木与金　　D. 水与金
E. 水与火

12. 下列各项中，不符合五行生克规律的是
A. 木为水之子　　B. 火为土之母
C. 水为火之所胜　　D. 金为木之所胜
E. 金为土之子

13. 下列各项中属于五行相克关系者为
A. 木与火　　B. 火与金
C. 金与木　　D. 水与木
E. 土与水

14. 根据五行生克乘侮规律来判断疾病的转归，下列为逆的有
A. 肝病色青见浮脉　　B. 心病面赤见沉脉
C. 肝病色青见沉脉　　D. 肺病色白见洪脉
E. 肾病色黑见沉脉

15. 五行相侮的原因有
A. 所胜亢盛　　B. 所不胜亢盛
C. 所胜虚弱　　D. 所不胜虚弱
E. 所胜不盛

16. 下列属于子盗母气的有
A. 心病及肝　　B. 肾病及肝
C. 木火刑金　　D. 木虚土乘
E. 肺病及脾

17. 下列思维方法属于类比法的有
A. 提壶揭盖法　　B. 异病同治
C. 釜底抽薪法　　D. 辨证求因
E. 增水行舟法

18. 下列思维方法属于演绎法的有
A. 同病异治　　B. 健脾消肿法
C. 肝之升发特性　　D. 辨证求因
E. 增水行舟法

19. 五行相乘的原因有
A. 所胜亢盛　　B. 所不胜亢盛
C. 所胜虚弱　　D. 所不胜虚弱
E. 所胜不盛

三、填空题

1.《尚书·洪范》对五行特性的经典概括为“水曰________，火曰________，木曰________，金曰________，土爰________”。

2. 在五行相生关系中，任何一行都具有“生我”和“我生”两方面的关系。《难经》将此关系比喻为母子关系：“________”者为母，“________”者为子。

3.《黄帝内经》把相克关系称为“所胜”、“所不胜”关系：“________”者为我“所不胜”，“________”者为我“所胜”。

4. 五行制化，源于《素问·六微旨大论》：“________，________，制则生化。”属五行相生与相克相结合的自我调节，是五行系统处于正常状态下的调控机制。

5. 张介宾“盖造化之机，不可无生，亦不可无制。无生则________，无制则________。”（《类经图翼·运气上》）

6. “气有余，则________，而________；其不及，则己所不胜，________，己所胜，________。”（《素问·五运行大论》）

7. 以肝为例，有“东方生风，风生木，木生酸，酸生肝，肝生________……肝主________。”

（《素问·阴阳应象大论》）

8. “东方青色，人通于________，开窍于________，藏精于肝，其病发惊骇，其味________，其类草木……是以知病之在筋也。”（《素问·金匮真言论》）

9. 人体是一个有机整体，当内脏有病时，其功能活动及其相互关系的异常变化，可以反映到体表相应的组织器官，出现色泽、声音、形态、脉象等方面的异常变化，即所谓“有诸内，________”（《孟子·告子下》）。

10. 根据事物属性的五行归类及生克乘侮规律，观察分析望、闻、问、切四诊所搜集的外在表现，可辨识五脏病变的部位，推断病情进展和判断疾病的预后，即所谓“视其外应，________”（《灵枢·本脏》）。

11. “望而知之者，望见其________，以知其病。闻而知之者，闻其________，以别其病。问而知之者，问其________，以知其病所起所在也。切脉而知之者，诊其________，视其________，以知其病，病在何脏腑也。”（《难经·六十一难》）

12. 运用五行相生规律指导治疗疾病，基本治疗原则是补母和泻子，即“虚则________，实则________”（《难经·六十九难》）。

13. 五输穴，即井、荥、输、经、合穴的总称，十二经脉都有各自的五输穴，在临床治疗中应用广泛。五输穴配属五行，《灵枢·本输》指出，阴经井穴属________，阳经井穴属________。

14. 运用五行学说可以通过不同情志变化的相互抑制关系来达到治疗目的。如怒伤________，______胜怒……______伤心，恐胜______……思伤________，______胜思……忧伤________，________胜忧……恐伤________，________胜恐（《素问·阴阳应象大论》），称为“以情胜情”，为临床常用的情志调理之法。

15. “见肝之病，则________，故先________。”（《难经·七十七难》）

四、名词解释

1. 五行
2. 取象比类法
3. 推演络绎法
4. 滋水涵木法
5. 培土生金法
6. 金水相生法
7. 益火补土法
8. 抑木扶土法
9. 培土制水法
10. 佐金平木法
11. 泻南补北法
12. 母病及子
13. 子病及母
14. 五行相乘
15. 五行相侮
16. 五行胜复
17. 虚则补其母
18. 五行相生
19. 五行相克
20. 五行制化
21. 土爰稼穑
22. 金曰从革
23. 所不胜
24. 所胜
25. 实则泻其子

五、简答题

1. 五行的特性是什么？
2. 何谓五行相乘？其次序如何？导致相乘的原因是什么？
3. 五行相乘和相侮的关系是什么？五行相乘和相克的区别是什么？
4. 何谓五行相侮？其次序如何？导致相侮的原因是什么？
5. 何谓五行制化？其规律如何？
6. 五行生克乘侮理论在针灸取穴中有何指导作用？
7. 如何以五行生克乘侮理论指导情志病的治疗？
8. 如何以五行的特性说明五脏的生理功能特点？

六、论述题

1. 如何运用五行理论阐述五脏之间的生理联系？
2. 如何运用五行理论指导控制疾病的传变？
3. 根据五行相生、五行相克规律确定的治则、治法有哪些？
4. 何谓“母病及子”、“子病及母”？一般规律是什么？举例说明之。
5. 如何理解“气有余，则制己所胜而侮所不胜；其不及，则己所不胜侮而乘之，己所胜轻而侮之”？
6. 如何运用五行理论构建天人一体的五脏系统？

第二章 藏　象

第一节 概　述

板书与教案栏——浓缩教材精华，打破听记矛盾

一、藏象的基本概念

（一）藏象的基本概念

1.藏
- 含义：指藏于体内的脏腑与脏腑之气及其运动
- 内容：五脏、六腑、奇恒之腑

2.象
- 含义：指五个生理病理系统的外在现象和比象
- 内容
  - 五个生理病理系统表现于外的生理病理征象
  - 以五脏为中心的五个生理功能系统与外界事物或现象相比类所获得的比象

（藏、象合为）藏象：脏腑生理功能、疾病变化表现于外的征象

3.藏与象的关系
- 以藏定象：藏是象的内在本质，藏决定象
- 以象测藏：通过内脏活动表现于外的征象探知内脏的变化

4.藏象学说：是以脏腑的形态和生理病理及其与精气血津液神之间相互关系为研究目标的中医学基本理论。

（二）"藏"与脏器的区别

1.概念不同
- 藏：生理、病理学概念；功能单位的概念——中医学特有的概念
- 脏器：指机体内外的器官——西医学的形态学概念

2.结构不同
- 藏：形态性结构；功能性结构——形态功能合一性结构
- 脏器：纯形态学的或实体性结构

3.认识方法不同
- 藏：中医学
  - 直接观察法：通过解剖分析发现
  - 整体观察法：以象测藏
- 脏器：通过直接对该器官的解剖分析而获得

二、藏象学说的形成

（一）古代解剖学的认识

（二）长期生活实践的观察

（三）医疗实践经验的积累

（四）古代哲学思想的渗透

三、藏象学说的特点

（一）五脏功能系统观
- 1.五脏生理功能系统的脏腑、形体、官窍之间通过经络相互沟通联络，功能上相互配合，病变上相互影响
- 2.五脏所藏的精气血津液是意识、思维、情志等神志活动的物质基础
- 3.五脏功能系统以五脏为代表，既是藏精之"形脏"，又是藏神之"神脏"

（二）五脏阴阳时空观
- 1. 五脏与季节的统一性
- 2. 五脏与气候的统一性
- 3. 五脏与地域的统一性

四、脏腑分类及各自的生理特点

（一）五脏
- 组成：心、肝、脾、肺、肾
- 生理特点：化生和贮藏精气
- 形态特点：中满、实质性脏器

→ 藏精气而不泻，满而不能实

（二）六腑
- 组成：胆、胃、大肠、小肠、三焦、膀胱
- 生理特点：受盛和传化水谷
- 形态特点：中空、管腔性器官

→ 传化物而不藏，实而不能满

（三）奇恒之腑
- 组成：脑、髓、骨、脉、胆、女子胞
- 生理特点：贮藏精气（功能似脏）
- 形态特点：多中空有腔（形似腑）

→ 藏而不泻

测试与考研栏——驰骋考场，成就高分能手

一、单项选择题

A型题

1. 除外下列哪一项，均为五脏具有的共同特点
   A. 实而不能满　B. 藏精气而不泻
   C. 可行气于腑　D. 实体性器官
   E. 病则多虚证
2. 六腑具有的共有特点是
   A. 藏精气而不泻，实而不能满
   B. 传化物而不藏，实而不能满
   C. 传化物而不藏，满而不能实
   D. 藏精气而不泻，满而不能实
   E. 为实体性器官，病则多虚证
3. 区分五脏、六腑、奇恒之腑最主要的依据是
   A. 解剖形态的差异
   B. 分布部位的不同
   C. 功能特点的不同
   D. 经脉阴阳属性的不同
   E. 病理表现不同

二、多项选择题

1. 五脏与六腑的主要区别是
   A. 五脏藏神　B. 功能不同
   C. 五脏藏精气而不泻　D. 形态有别
   E. 六腑传化物而不藏

三、填空题

1. 五脏包括________、________、________、________、________。
2. 六腑包括________、________、________、________、________、________。
3. 奇恒之腑包括________、________、________、________、________、________。

四、名词解释

1. 藏象
2. 藏象学说

五、简答题

1. 简述藏象学说的特点。
2. 如何理解“五脏藏精气而不泻，满而不能实”？
3. 如何理解“六腑传化物而不藏，实而不能满”？

六、论述题

1. 藏象学说形成的条件是什么？
2. 试述五脏、六腑、奇恒之腑的区别。

第二节 五 脏

板书与教案栏——浓缩教材精华，打破听记矛盾

一、心

（一）概述

1.位置：心位于胸中，两肺之间，膈膜之上，外有心包络卫护。形态尖圆，如未开之莲蕊

2.特点
- 火热之脏，神之舍，血之主，脉之宗
- 五行属火，为阳中之阳

3.与六腑关系：手少阴心经与手太阳小肠经相表里。

（二）主要生理功能

1. 主血脉
- （1）含义
  - 主：主宰
  - 血：运行于脉内的红色液体，有营养周身组织的作用
  - 脉：容纳和运输血液的通道，为血之府
  - 心主血脉：指心气推动血液运行于脉中，流注全身，循环不休，发挥营养和濡润作用
- （2）心主血
  - 心行血，心气推动和调控血液运行，输送营养物质于全身各脏腑形体官窍的作用
  - 心生血，指心具有化生血液的作用
- （3）心主脉：心气推动和调控心脏的搏动，维持脉道通利的作用
- （4）血液运行的基本条件
  - 心气充沛
  - 血液充盈
  - 脉道通利
  - 心气充沛起主导作用
- （5）生理表现
  - 面色——面色红润光泽
  - 舌象——舌体红活荣润，淡红光泽
  - 胸部感觉——胸部舒适，感觉正常
  - 神志活动——神志清晰，精神振奋，思维敏捷
  - 脉象——节律均匀，和缓有力，一息四至
- （6）病理表现
  - 面色——面色淡白或皖白
  - 舌象——舌体淡白，舌质紫暗
  - 胸部感觉——心悸气短，心前区憋闷
  - 神志活动——轻者心烦，重则神昏谵语
  - 脉象——脉细无力，节律不整，涩滞结代

2. 主神明
- （1）神的含义
  - 广义之神：指整个人体生命活动的主宰及其外在表现
  - 狭义之神：指人的意识、思维、情志等精神活动
- （2）心主神明：心具有主宰五脏六腑、形体官窍等生命活动和意识、思维等精神活动的功能
- （3）心藏神机理
  - 心能任物：心有接受外界事物的刺激，并做出反应的功能
  - 控制各种生理活动：心为五脏六腑之大主，有统率、调节脏腑形体各种功能活动的作用
- （4）生理表现
  - 主宰精神活动——神志清晰，思维敏捷，反应灵敏
  - 主宰生理活动——主明则下安，全身各脏腑功能统一协调
  - 《素问·灵兰秘典论》曰："心者，君主之官，神明出焉。"
  - 心神不足——精神委顿，神思衰弱，反应迟钝

2. 主神明
- （5）病理表现
  - 神明被扰——神昏，谵语，狂躁，举止失常
  - 主不明则十二官危——全身各脏腑功能失去协调，心动则五脏六腑皆摇

3. 心主神明与心主血脉的关系
- 血是神志活动的物质基础之一
- 心主神明又能驭气以调控心血的运行
- 心主血脉与心主神明相辅相成，相互为用

（三）生理特性

1. 心为阳脏主通明
- 含义
  - 心为阳脏：心位于胸中，五行属火，为阳中之太阳，故称为阳脏（或火脏），又心为阳脏而主通明为火脏
  - 主通明：是指心脉以通畅为本，心神以清明为要
- 生理：心为火脏，以阳气为用，温通血脉，振奋精神
- 病理
  - 心之阳气不足
    - 血行迟缓，瘀滞不畅——面色或舌色青紫
    - 神失所养——精神委顿，神识恍惚
  - 心阴不足
    - 阴不制阳，血行加速——舌红，面赤
    - 精神亢奋——心烦，失眠

2. 心火宜降
- 人身之火，又称“少火”，即生理之火，是具有温煦脏腑、养神柔筋作用的阳气
- 君火暖炽，下行以温肾阳，使人体上部不热，下部不寒，维持心肾两脏的水火阴阳平衡协调
- 病理：心阳不能下资肾阳→上热下寒，阴阳失调

（四）与体、窍、志、液、时的关系

1. 在体合脉
- （1）含义：指全身的血脉都属于心，心脏不停地搏动，推动血液在脉中循行
- （2）生理意义：心主血脉，心气推动血液在脉内运行循环周身
- （3）病理意义：脉跳失常——结脉、代脉等

2. 其华在面
- （1）含义：心的功能状态，常可从面部的色泽变化反映出来
- （2）原理：面部血脉丰富，皮肤薄嫩，故心的荣华可以从面部反映出来
- （3）生理意义：心主血脉功能正常，则面色红润有光泽
- （4）病理意义
  - 心血亏少——面色苍白无华；心气虚——面色㿠白
  - 心脉瘀阻——面色青紫；心火亢盛——面色红赤
  - 心阳暴脱——面色苍白、晦暗

3. 在窍为舌
- （1）含义：舌为心之外候，舌为心之苗，心有变化，舌能很快地发生反应
- （2）原理：心经的别络、经筋上系于舌，心的气血上通于舌
- （3）生理意义：心生理功能正常——舌质红润，运动自如，味觉正常，语言流利
- （4）病理意义
  - 心气虚——舌质淡白；心火上炎——舌尖红赤
  - 神志异常——舌强、舌卷、语謇或失语

4. 在志为喜
- （1）含义：心的生理功能和情志的喜有关
- （2）生理意义：喜，属于心对外界刺激的良性情志反应，正常的喜志有益于心主血脉的功能，有益于身心健康
- （3）病理意义
  - 心气不足——悲伤欲哭；心经邪实——笑不休，喜志异常
  - 喜乐过度——伤及心神，耗损心气

5. 在液为汗
- （1）含义：心气、心血为汗液生化之源，故称心在液为汗
- （2）生理意义：心主神志，精神性出汗与心有直接关系
- （3）病理意义：心阳暴脱——大汗淋漓；阴虚——盗汗

6. 与夏气相通应
- （1）含义：自然界夏季炎热，人体心为火脏而阳气最盛，同气相求，夏季与心相通应
- （2）生理意义：人体的阳气随自然界阴阳的升降而发生周期性变化，心之阳气在夏季最为旺盛
- （3）病理意义：阴虚阳盛之体的心脏病和情志病，夏季加重

二、肺

（一）概述

1. 位置：肺位于胸腔，左右各一，覆盖于心之上

2. 特点
- 肺在人体脏腑中位置最高，故称“华盖”
- 肺清虚娇嫩，易受邪袭，故有“娇脏”之称
- 在五行属金，为阳中之少阴，肺主治节

3. 与六腑关系：手太阴肺经与手阳明大肠经相表里。

（二）主要生理功能

1. 肺主气司呼吸
- （1）肺主气
  - 含义：指一身之气均由肺所主持，包括主呼吸之气和主一身之气
  - 机理：主要取决于肺司呼吸功能
  - 主呼吸之气
    - 含义：指肺具有吸入自然界清气，呼出体内浊气的生理功能
    - 机理：肺的宣发、肃降运动来维系
    - 意义：吸清呼浊，保证清浊之气的新陈代谢
    - 生理表现：呼吸调匀，气息平和
    - 病理表现：呼吸不畅，咳嗽气喘
    - 故《素问·至真要大论》曰：“诸气𣯶郁，皆属于肺。”
  - 主一身之气
    - 含义：指肺主司一身之气的生成和运行的功能，故《素问·六节藏象论》曰：“肺者，气之本。”
    - 机理：取决于肺司呼吸功能
    - 意义：肺吸入的清气，是人体气的主要来源之一，尤其体现于宗气的生成；肺有节律的呼吸对全身气机具有调节作用
    - 生理表现：全身之气生成充足；气的升降出入正常
    - 病理表现：呼吸无力、少气懒言、肢倦乏力等气虚之证
- （2）肺主一身之气和呼吸之气的关系：肺主一身之气和呼吸之气，实际上都取决于肺的呼吸功能。呼吸调匀是气的生成和气机调畅的根本条件。如果肺的呼吸功能失常，不仅影响宗气的生成，进而使得一身之气的生成不足，即所谓“气虚”，出现短气不足以息、声低气怯等症状，并且影响一身之气的敷布和气机的调节，导致各脏腑之气的升降运动失调

2. 通调水道
- （1）指肺通过肺气宣发肃降对体内水液的输布、运行和排泄具有疏通和调节作用
- （2）机理
  - 宣发
    - 呼气排出部分水液
    - 濡润头面诸窍及皮毛肌腠
    - 外达皮毛排出汗液
  - 肃降
    - 降阴液填补肾精
    - 津液下输于肾和膀胱，经气化排出为尿
    - 津气下行，助大肠传导，排出部分水液
- 肺为华盖并参与调节全身津液代谢，故称“肺为水之上源”
- （3）意义：参与体内津液代谢，维持其动态平衡
- （4）生理表现：水精四布，五经并行
- （5）病理表现：痰饮、水肿（颜面尤著）、小便不利等

3. 朝百脉
- （1）朝百脉
  - 含义：指全身的血液，都要通过经脉而汇聚于肺，经过肺的呼吸进行气体交换，而后输布于全身
  - 机理
    - 心肺相联，肺“聚会百脉”
    - 肺司呼吸，气助血行
  - 本质：是肺的宣降运动在血液循环中的体现
  - 意义：助心行血，是血液循环正常的必要条件
  - 生理表现：呼吸调匀，心跳正常
  - 病理表现：心悸胸闷，唇青舌紫等症
- （2）主治节
  - 含义：肺对气、血、津液的治理和调节作用
  - 机理：通过治理调节气血津液而起到调节全身的作用
  - 意义：对肺生理功能的高度概括，《素问·灵兰秘典论》曰：“肺者，相傅之官，治节出焉。”
  - 生理表现
    - （1）治理调节呼吸运动，使之有节律地一呼一吸，保持体内外的气体交换
    - （2）随呼吸，调节全身气机的升降出入
    - （3）肺主通调水道，治理调节津液代谢
    - （4）朝百脉，推动调节血液运行
  - 病理表现：呼吸、水液代谢、气血运行异常，进而影响相应脏腑的功能

（三）生理特性

1. 肺为华盖
   - （1）五脏中位置最高，故称“华盖”
   - （2）居高位，能行水，故称“水之上源”
   - （3）宣发卫气，保护内脏，故称“五脏六腑之盖”
   - （4）肺外合皮毛，为诸邪易侵之脏

2. 肺为娇脏：肺脏清虚娇嫩，易受邪袭。

3. 主宣发、肃降
   - （1）宣发
     - 含义：指肺气具有向上升宣和向外周布散的作用
     - 作用：向上向外布散气与津液，呼出浊气
     - 生理表现：呼出浊气；将脾转输至肺的津液和水谷精微输布头面诸窍、皮毛肌腠；宣发卫气，津液化为汗液排出体外
     - 病理表现
       - 肺失宣发——呼吸不畅，胸闷喘咳；肺气被郁——恶寒无汗
       - 津液内停——呼吸困难，喘咳不得卧
   - （2）肃降
     - 含义：指肺气具有向下清肃通降的作用
     - 生理表现：吸入自然界清气，下纳于肾，以资元气；向下布散津液及水谷精微，下输于肾，成为尿液生成之源；肃清肺和呼吸道内异物
     - 病理表现：肺失肃降，呼吸表浅或短促，咳喘气逆
   - （3）宣发与肃降的关系：相互制约，相互为用。二者功能协调，则呼吸通畅，津液正常输布正常代谢；反之，宣发与肃降功能失调，呼吸失常，水液代谢障碍

4. 肺喜润恶燥：肺气通于秋，燥为秋气主气，内应于肺。病变上，燥邪最易耗伤肺津。

（四）与体、窍、志、液、时的关系

1. 在体合皮，其华在毛
   - （1）含义：肺与皮毛有密切关系，皮毛的功能由肺所主，皮毛又能“宣肺气”
   - （2）生理意义
     - 肺气宣发，输精于皮毛，皮肤致密、抵抗力强
     - 将津液、水谷精微输布于上，以滋头面、皮毛
     - 汗孔随肺气宣降，有助于肺的呼吸通利
   - （3）病理意义
     - 肺气不足、宣发无力——皮毛憔悴、卫外不固；多汗，易外感
     - 外邪侵袭、影响及肺——腠理闭而无汗；呼吸急促、咳喘

2. 在窍为鼻
- （1）含义：鼻为呼吸之气出入的通道，与肺直接相连，故称鼻为肺之窍
- （2）生理意义：肺气和利，肺津滋润，鼻功能正常，嗅觉灵敏，气道通畅
- （3）病理意义
  - 寒邪袭肺——鼻塞，流清涕
  - 热邪袭肺——鼻塞，流浊涕

3. 在志为忧（悲）
- （1）含义：指悲忧的情绪变化或情感反应，由肺精、肺气所化生，是肺精、肺气生理功能的表现形式
- （2）生理意义：忧（悲）属七情之一，属非良性刺激的情绪反应，悲动于心而肺应之
- （3）病理意义
  - 悲易伤肺，肺气虚——呼吸气短无力
  - 肺气虚，气机消沉——易悲伤

4. 在液为涕
- （1）含义：鼻涕由肺津所化，由肺气的宣发作用布散于鼻窍
- （2）生理意义：肺气宣发，促进肺津至鼻窍而为涕。正常情况下，鼻窍得润而涕不外流
- （3）病理意义
  - 肺寒——鼻流清涕；肺热——流黄浊涕
  - 肺燥——鼻干而痛、涕少或涕中带血

5. 与秋气相通应
- （1）含义：五脏与自然界阴阳相通应，肺气清肃下行，秋季气候肃杀，同气相求，肺应秋而旺
- （2）生理意义：秋季肺的制约和收敛功能强盛，养生当顺应秋气而使人气渐收
- （3）病理意义：秋季气候凉燥，肺体清虚，喜润恶燥，秋季易见秋燥之证

三、脾

（一）概述

1. 位置：位于腹腔上部，横膈下方，与胃相邻。

2. 特点
- 喜燥而恶湿，为后天之本，气血生化之源
- 五行属土，为阴中之至阴

3. 与六腑关系：足太阴脾经与足阳明胃经相互络属，故脾与胃相表里。

（二）主要生理功能

1. 主运化
- （1）含义：指脾具有将水谷化为精微，并将精微物质吸收并转输全身的生理功能
- （2）运化谷食
  - 含义：脾能够将食物化为精微物质，并将其吸收、转输到全身的生理功能
  - 机理：转输精微：上输心肺，化生气血，布散全身；向四周布散到其他脏腑，四肢百骸
  - 意义：脾吸收的精微物质是气血化生的主要来源。故曰：“脾为后天之本，气血生化之源。”
  - 生理表现：消化功能正常，精微物质充足，内养五脏六腑，外养四肢百骸、皮毛筋肉
  - 病理表现：腹胀、便溏、倦怠、消瘦等
- （3）运化水饮
  - 含义：指脾能够将水饮化为津液，并将其吸收、转输到全身脏腑、四肢百骸的生理功能
  - 机理
    - 胃和小肠消化吸收津液
    - 大肠吸收的水液
    - 肾气蒸化的水液
    - （以上）经脾转输于肺，输布全身
  - 意义：脾在水液的代谢过程中起枢转作用
  - 生理表现
    - 水精四布，五经并行
    - 脾气健运，水液布散通利，无水湿之患
  - 病理表现：水液代谢障碍，发生湿滞、痰饮、水肿、腹满等病症。故《素问·至真要大论》曰：“诸湿肿满，皆属于脾。”

1. 主运化
   - （4）运化水谷和运化水液的关系：运化水谷和运化水液是脾主运化的两个方面，同时进行，是脾为“后天之本”理论的依据

2. 主统血
   - （1）含义：脾有统摄血液在脉内运行，不使其溢出脉外的作用
   - （2）机理：脾健气旺，能行固摄之功统摄血行
   - （3）意义：是血液正常循行的重要条件之一
   - （4）生理表现：血行脉内而不外溢
   - （5）病理表现：脾运化无力，统血无能——便血、尿血、崩漏等

（三）生理特性

1. 脾气宜升
   - （1）含义：指脾气的运动特点，以向上升腾为主
     - 升清
     - 升举内脏
   - （2）机理：脾运化的水谷精微有布达上升的功能
     - 清者上升
     - 浊者下降
   - （3）升清
     - 含义：“清”，指水谷精微等营养物质。脾主升清，将胃肠道吸收的水谷精微和水液上输于心、肺等脏，通过心、肺的作用化生气血，濡润全身
     - 意义：脾主升清，胃主降浊，共同完成饮食水谷的消化，水谷精微的吸收、转输。故曰：“脾宜升则健，胃宜降则和。”
     - 生理表现
       - 升水谷精微于心肺——化生气血营养全身
       - 升清气于头面——头目清爽
       - 升津液于口为涎——润泽口腔
     - 病理表现
       - 脾气不升，清窍失养——头晕目眩，精神疲惫
       - 清气下走，清浊混杂——便溏、泄泻
       - 浊气不降，壅滞中焦——腹胀满闷
   - （4）升举内脏
     - 含义：指脾气上升能起到维持内脏位置的相对恒定，防止其下垂的作用
     - 生理表现：脾气主升，胃气主降，维持脏器位置相对恒定
     - 病理表现：脾气不升，内脏下垂——胃、子宫脱垂，久泄脱肛

2. 喜燥恶湿
   - （1）含义：与胃的喜润恶燥相对而言
   - （2）机理：脾主运化水湿，太阴湿土得阳始运
   - （3）生理表现：脾气健运，运化水液功能正常
   - （4）病理意义
     - 痰、饮、水、湿内停，即“脾生湿”
     - 水湿产生后，反而困遏脾气，即“湿困脾”

（四）与体、窍、志、液、时的关系

1. 在体合肉，主四肢
   - （1）含义：脾气的运化功能与肌肉的壮实及其功能发挥之间有着密切的联系
   - （2）生理意义：脾气健运，肌肉得以营养，使肌肉发达；四肢禀水谷精气，则轻劲有力
   - （3）病理意义：脾失健运
     - 肌肉削瘦，软弱无力
     - 四肢倦怠，萎废不用

2. 其华在唇
   - （1）含义：口唇的形色及功能与脾有密切关系
   - （2）生理意义：脾运化水谷精微至口唇——口唇红润、鲜明，感觉灵敏
   - （3）病理意义：脾失健运
     - 脾虚、气血亏少——则口唇淡白不泽
     - 脾胃积热——口唇糜烂

3. 在窍为口
   - （1）含义：饮食口味等与脾的运化功能密切相关
   - （2）生理意义：脾经上行于口，脾气上升，口味正常，纳谷香甜
   - （3）病理意义：脾失健运
     - 脾气虚——食欲不振，口淡乏味
     - 湿热——口黏、口甜等

4. 在志为思
- （1）含义：脾胃运化的水谷精微是思维活动的物质基础
- （2）生理意义："思出于心而脾应之"，正常的思考对机体活动无不良的影响
- （3）病理意义：脾失健运
  - 思虑过度，脾气郁滞——不思饮食、脘腹胀闷
  - 脾失健运，气血不足——思维减退

5. 在液为涎
- （1）含义：涎为唾液中较清稀的部分，由脾气布散脾精上溢于口而化生
- （2）生理意义：脾气运化至口腔有润泽口腔，助食吞咽等作用
- （3）病理意义：脾失健运
  - 脾胃不和——口涎自出
  - 脾阴虚——涎液减少而口干

6. 与长夏之气相通应
- （1）含义：脾与长夏，同气相求，故相通应
- （2）生理意义：脾主运化，化生精气血津液，以奉生身
- （3）病理意义：脾为湿伤——身热不扬、肢体困重、脘闷不舒、纳呆泄泻

四、肝

（一）概述

1. 位置：位于腹腔，横膈之下，右胁之内。

2. 特点
- 主升主动，为风木之脏，喜条达而恶抑郁，体阴而用阳
- 五行属木，为阴中之少阳。肝主疏泄而藏血，为"罢极之本"

3. 与六腑关系：足厥阴肝经与足少阳胆经相互络属，故肝与胆相表里。

（二）主要生理功能

1. 肝主疏泄
- （1）含义：肝具有维持全身气机疏通畅达，通而不滞，散而不郁的生理功能
- （2）机理：由肝的升发条达之性、主升主动的生理特点所决定
- （3）生理表现
  - 调畅精神情志：肝气疏泄，调畅气机——人身之气运行通畅
  - 维持血液循行津液输布：气行血行、气行津行——气机调畅津血运行通利
  - 协调脾升胃降和胆汁的分泌排泄
    - 促进脾胃气机升降——中焦升降有序运化有职
    - 促进胆汁的分泌排泄——助脾运化
    - ——土得木则达
  - 促进男子排精女子排卵行经：肝气疏泄、肾气闭藏——男子正常排精；女子行经规律，正常排卵
- （4）病理表现
  - 气机失调
    - 肝失疏泄，疏泄不及（肝气郁结）——胸胁、少腹、两乳胀痛；心情抑郁、善太息
    - 肝失疏泄，疏泄太过（肝气横逆）——烦躁易怒，头胀目赤；胸胁攻窜作痛
  - 津血运行输布失常
    - 气滞血瘀——胸胁刺痛、癥积、肿块、月经不调
    - 气滞津停——梅核气、痰核、臌胀、水肿等
    - 气逆——呕血、咯血、昏厥、倒经等
  - 消化功能失常
    - 肝气乘脾——胸胁胀满、腹胀腹痛，肠鸣，腹泻
    - 肝气犯胃——胸胁脘腹胀满、疼痛，纳呆，嗳气，恶心，呕吐，泛酸
    - 肝病及胆——胁下胀痛，口苦，黄疸等
  - 情志活动异常
    - 肝气郁结——闷闷不乐，多疑善感，沉闷欲哭，胸闷叹息，情志抑郁
    - 肝气亢逆——急躁易怒，心烦失眠，头目眩晕，头胀头痛，情志亢奋
  - 生殖功能障碍
    - 女子——月经紊乱，经行不畅，痛经，闭经等
    - 男子——排精不畅，阳痿或不射精等

2. 肝主藏血
- （1）含义：指肝具有贮藏血液，调节血量及防止出血的功能
- （2）机理
  - 肝为实质性全血器官，故能藏血
  - 肝的疏泄作用是肝调节血量的动力
- （3）生理意义
  - 贮藏血液：肝内贮藏的血液，即肝血，除濡养肝脏本身外，还输布至其形体官窍，濡养筋、爪、目等，维持其正常的功能
  - 调节血量
    - 肝为实质性全血器官，故能藏血
    - 肝的疏泄作用是肝调节血量的动力
  - 濡养肝及筋目：肝血充足——濡养肝脏及形体官窍
  - 为经血之源
    - 肝藏血，称为“血海”
    - 肝中贮藏充足血液，保证月经来潮
  - 防止出血
    - 肝藏血，防止肝阳过亢，血随气逆而出血
    - 肝气充足，固摄血液，防止出血
- （4）病理意义
  - 肝阳上亢
    - 肝血不足则阴亏
    - 肝阳失于涵养易亢逆
    - （以上）急躁易怒，头目胀痛
  - 筋目失养——目涩昏花，夜盲，筋脉拘急，肢体麻木
  - 经血乏源——月经量少，甚则闭经
  - 肝不藏血——吐血、衄血、咯血、月经过多、崩漏等

3. 肝主疏泄与藏血关系
- 肝主疏泄、肝藏血：相辅相成，相互为用——主要体现在气与血的和调
- 肝主疏泄，气机调畅——血运通畅，藏血有保障
- 肝藏血，发挥濡养作用——肝气不亢，气机畅达

（三）生理特性

1. 肝为刚脏
- （1）含义：肝气主升主动，具有刚强躁急的生理特性
- （2）机理
  - 肝内寄相火，主升、主动，阳气用事
  - 肝主疏泄，以气为用，气属阳
  - 肝体阴而用阳，肝主藏血，以血为体，血属阴
- （3）病变特点
  - 肝气上逆
  - 肝火上炎
  - 肝阳上亢
  - 肝风内动
  - （以上）眩晕面赤，烦躁易怒，筋脉拘挛甚则抽搐，角弓反张

2. 肝主升发
- （1）含义：肝气升发以启迪诸脏，升发阳气调畅气机的作用
- （2）机理
  - 肝在五行属木——具有条达疏畅、升发生长的特性
  - 以升发为顺——主人体一身阳气之升腾
  - 对气机的影响——主要表现为升举疏通之作用
- （3）病变特点：肝气升泄太过——多见肝阳上亢，肝气上逆病变

3. 肝喜条达而恶抑郁
- （1）含义：肝属木，肝气以疏通、畅达为顺，不宜抑制、郁结
- （2）机理
  - 肝在五行属木——具有条达疏畅、升发生长的特性
  - 以升发为顺——主人体一身阳气之升腾
  - 对气机的影响——主要表现为升举疏通之作用
- （3）病变特点：肝气失于条达，而见胸胁、乳房、少腹胀痛或窜痛

（四）与体、窍、志、液、时的关系

1. 在体合筋
- （1）含义：筋的功能有赖于肝血和肝气的濡养，筋膜的功能由肝所主
- （2）生理意义：肝血充盛、筋膜得养——筋力强健，运动灵活，耐受疲劳
  《素问·六节藏象论》曰："肝者，罢极之本。"
- （3）病理意义：肝血不足、筋膜失养——筋力减退，运动失灵，动则疲劳；手足震颤，肢体麻木，屈伸不利

2. 其华在爪
- （1）含义：爪甲赖肝血以濡养，其荣枯与肝之功能盛衰密切相关
- （2）生理意义：肝血充足——爪甲坚韧，红润光泽
- （3）病理意义：肝血不足——爪甲萎软而薄，枯而色夭，甚则变形、脆裂

3. 在窍为目
- （1）含义：目的视觉功能，有赖于肝之精血濡养和肝气之疏泄
- （2）生理意义：肝精血充足，肝气调和，目才能正常发挥其视物辨色的功能
- （3）病理意义
  - 肝之精血不足——两目干涩，视物不清
  - 肝经风热——目赤痒痛
  - 肝阳上亢——头晕目眩、目胀
  - 肝风内动——目睛上吊，两目斜视
  - 肝气郁结，火动痰生——两目昏蒙，视物不清

4. 在志为怒
- （1）含义：情志活动中的怒与肝的关系最密切
- （2）生理意义
  - 一定限度的怒，对维持机体生理平衡有重要意义
  - 肝为刚脏，肝生怒志，是肝脏功能本有的特性
- （3）病理意义
  - 大怒伤肝
    - 肝疏泄不及——肝气郁结
    - 肝疏泄太过——肝气横逆
  - 肝阴不足，肝阳偏亢——人易怒

5. 在液为泪
- （1）含义：泪由肝精血所化，肝与五液中的泪关系密切
- （2）生理意义
  - 肝气疏泄促进津液上行于目而为泪
  - 濡润目窍，但不外溢
  - 遇有异物则大量分泌，排除异物，清洁目窍
- （3）病理意义
  - 肝血不足——泪液分泌减少，两目干涩
  - 肝经风热——迎风流泪
  - 肝经湿热——目眵增多

6. 与春气相通应
- （1）机理：肝主之疏泄，恶抑郁而喜条达，为阴中之阳，主升发，故与春气相通应
- （2）意义：春日养生，各方面须顺应春气的生发和肝气的畅达之性

五、肾

（一）概述

1. 位置：左右各一，于腰部脊柱两侧。外应于腰，"腰为肾之府"。

2. 特点
- 藏精，五脏阴阳之本，封藏之本，先天之本
- 五行属水，为阴中之太阴

3. 与六腑关系：足少阴肾经与足太阳膀胱经相互络属，故肾与膀胱相表里。

（二）主要生理功能

- 1. 肾主藏精
  - 含义：指肾贮存、封藏精气以主司人体的生长发育、生殖的生理功能
  - 机理：肾气的封藏作用和激发作用的协调
  - 精的含义分类及关系
    - 含义：是构成人体和维持人体生命活动的最基本物质，是生命之源，是脏腑形体官窍功能活动的物质基础
    - 广义的精是指构成人体、营养人体和维持人体生命活动的基本物质，泛指人体一切阴液，包括水谷之精、血、津液等；狭义之精是指构成人体和维持人体生长发育与生殖的物质，即指肾所藏之精，故称为肾精
    - 分类
      - 先天之精（生殖之精气）
        - 来源：禀受于父母的生命遗传物质
        - 作用：形成生命（胚胎）和人体生长发育和生殖的物质基础
      - 后天之精（水谷之精气）
        - 来源：脾胃运化而生成的水谷之精
        - 作用：营养脏腑形体官窍组织
    - 先后天关系
      - 先天促后天：先天之精的活力资助，有利于后天之精的源源化生
      - 后天养先天：后天之精不断滋养培育先天之精，使其发挥正常的生理效应
  - 生理意义：精藏于肾，发挥其生理效应而不无故流失，完成肾及调节各脏功能的作用
  - 病理意义：肾失闭藏
    - 肾精不固——遗精、滑精、早泄等
    - 冲任不固——崩漏、滑胎、带下量多等
    - 二便不固——遗尿、夜尿频、大便失禁等
- （1）主生长发育和生殖
  - 含义：指肾精及其所化肾气具有促进人体生长发育的作用
  - 机理：肾精及其所化肾气促进生长发育和生殖功能
  - 生理表现
    - 幼年、青年：肾中精气渐盛——筋骨强健、牙生发长极
    - 青春期：肾精气充盛、天癸渐至充盈——生殖功能成熟：男子排精、女子排卵
    - 壮年、老年：肾中精气衰减——面焦、发脱齿摇
  - 病理表现：肾精亏损
    - 儿童：发育迟缓，五迟，五软等
    - 成人：早衰，神疲，健忘，性功能减退，阳痿，不孕或不育等
- （2）为脏腑之本
  - 含义：指肾中精气阴阳对先天脏腑的生成和后天脏腑的功能具有重要的生理作用
  - 机理：肾精、肾气及其分化的肾阴、肾阳所起的重要作用
  - 肾精与肾气的关系
    - 肾精：以先天之精为主，又称为元精或真精
    - 肾气：由肾精所化，主要为先天之气。在脏腑之气中最重要，为脏腑之气的根本
    - 肾阴：具有凉润、宁静、抑制、凝结等作用的部分。又称元阴、真阴
    - 肾阳：具有温煦、推动、兴奋、宣散等作用的部分。又称元阳、真阳
  - 病理意义
    - 肾阳虚
      - 阳虚内寒：形寒肢冷、腰膝冷痛、乏力
      - 温化失职：水肿尿少或小便清长、阳痿等
    - 肾阴虚
      - 阴虚内热：潮热、腰膝酸软、口干咽燥
      - 阴不制阳：耳鸣眩晕、遗精早泄、舌红少津

（3）主生髓化血
- 含义：肾藏精，精能生髓，髓充骨中，精髓化生血液
- 生理意义：肾精充足而精髓盈满，则血液生化有源
- 病理意义：肾精亏虚日久可导致血虚，临床上常用补肾填精益髓之法治疗

（4）主抵御外邪
- 含义：肾精具有保卫机体、抵御外邪，而使人免于疾病的作用
- 生理意义：精充则生命力强，卫外固密，适应能力强，邪不易侵
- 病理意义：精亏则生命力弱，卫外不固，适应能力弱，邪易侵犯而致病

2. 肾主水
- （1）含义：肾气具有主司和调节全身水液代谢的功能
- （2）机理：肾对参与水液代谢脏腑的促进作用
- 体现在
  - 调节津液代谢相关脏腑功能
  - 尿液生成与排泄
    - 升清降浊：组织利用津液
      - 清者上升达肺
      - 浊者下输膀胱
    - 司膀胱开合
      - 肾气推动——开
      - 肾气固摄——合
- （3）生理意义：调节机体水液代谢
- （4）病理表现：水肿，尿少，小便清长等

3. 肾主纳气
- （1）含义：指肾有摄纳肺所吸入的自然界清气，而维持正常呼吸的功能
- （2）机理
  - 肾的封藏作用在呼吸运动中的正常体现
  - 取决于肾精充沛，肾气的固摄有力
  - 肾的经脉上连于肺，与肺肾经脉密切联系有关
- （3）生理意义：防止呼吸表浅，维持呼吸平衡
- （4）生理表现：呼吸均匀和调，平衡有深度
  故曰："肺为气之主，肾为气之根。"
- （5）病理表现：肾不纳气——呼吸表浅，呼多吸少，动则气喘

（三）生理特性

1. 主蛰藏
- 含义：指肾有潜藏、封藏、闭藏精气之生理特性
- 生理意义：肾气封藏，精气盈满、生机旺盛
- 病理意义：肾失封藏——喘息、遗尿、多汗、大便滑脱、男子滑精、女子带下、崩漏、滑胎等

2. 肾水宜升
- 含义：肾位于人体之下部，其气当升。肾中精气中含有肾阴、肾阳两部分。肾阳鼓动肾阴，与位于人体上部的心之阴阳交感互济，维持人体阴阳水火的协调
- 病理意义：肾阴不足——心烦、不寐等症状

3. 肾恶燥
- 含义：肾为水脏，主藏精，主津液，故喜润而不喜燥
- 病理意义：燥胜则伤津，津液枯涸，则易使肾之阴精亏耗，而导致肾之病变

（四）与体、窍、志、液、时的关系

1. 在体合骨，荣齿，其华在发
- （1）主骨生髓
  - 含义：肾精具有生髓而充养骨骼的功能
  - 机理：肾精、肾气促进机体生长发育功能的具体体现
  - 生理意义
    - 肾藏精、精生髓通、精髓充足 → 脑得其养，脑力聪明；骨骼的生长、发育、修复；齿坚硬、光泽
  - 病理意义
    - 肾精不足、骨髓空虚、脑失所养 → 脑转耳鸣、目无所见；健忘失眠、胫酸眩冒；懈怠安卧
    - 骨失所养
      - 小儿囟门迟闭，骨骼发育障碍
      - 成人易骨折，修复缓慢
      - 齿松、齿脱、小儿齿迟

- 1. 在体合骨，荣齿，其华在发
  - （2）其华在发
    - 含义：肾中精气的荣华外现于发。即发之生长及其色泽，取决于肾中精气的盛衰
    - 生理意义
      - 肾精生髓通脑、发居头外窍——脑海充则毛发荣
      - 肾精充足则血旺、血濡养头发——发为血之余
    - 病理意义：肾之精血不足——头发稀疏、早秃、枯萎无光泽早白
- 2. 在窍为耳及二阴
  - （1）在窍为耳
    - 含义：耳及听觉功能与肾中精气的盛衰有密切关系
    - 生理意义：肾精肾气充盛、髓海得养——听觉灵敏
    - 病理意义：肾精肾气虚衰、髓海失养——听力减退，耳鸣耳聋
  - （2）在窍为二阴
    - 含义：二阴的功能状态与肾密切相关
    - 机理：二阴的功能依赖于肾藏精主生殖的功能
    - 生理意义
      - 二阴
        - 前阴
          - 尿道——排尿
          - 外生殖器——生殖
        - 后阴——主排便
    - 病理意义
      - 肾气不足——久泄滑脱
      - 肾阴不足——大便秘结
      - 肾阳不足——泄泻或便秘
- 3. 在志为恐
  - （1）含义：恐是一种恐惧、害怕的情志活动，与肾关系最密切
  - （2）生理意义：恐是对事物惧怕的一种精神状态，属七情之一
  - （3）病理意义
    - 恐伤肾，恐则气下——腰酸腿软、小儿痴呆、便失禁、遗精等
    - 肾精不足，髓海失充——易恐
- 4. 在液为唾
  - （1）含义：唾为口津中黏稠度较低多泡沫的液体，有润泽口腔，滋润食物及滋养肾精的功能
  - （2）生理意义：唾为肾精所化，肾阳气化阴液上腾，输于口腔
  - （3）病理意义
    - 多唾或久唾——耗损肾精
    - 肾阴不足——口干咽燥
    - 肾阳不足——唾少口干而不欲饮
- 5. 与冬气相通应
  - （1）含义：五脏与自然界阴阳相通应，肾主冬
  - （2）生理意义：肾为水脏，润下藏精为封藏之本，以肾应冬
  - （3）病理意义：阳虚性慢性病易在冬季寒冷时复发

测试与考研栏——驰骋考场，成就高分能手

一、单项选择题

（一）A型题

1. 五脏化五液，心在液为

A. 泪　　B. 唾

C. 汗　　D. 涎

（中医综合A型题，2016，4题）

2. 肺主一身之气基于

A. 肺的肃降功能　　B. 肺的呼吸功能

C. 肺朝百脉功能　　D. 肺的宣发功能

（中医综合A型题，2016，5题）

3. 在肺的生理功能中，与调节汗液排泄有关的是
A. 通调水道　　B. 宣发卫气
C. 主呼吸之气　　D. 主一身之气
（中医综合A型题，2013，5题）

4. “天癸至，任脉通，太冲脉盛”的生理基础
A. 肺朝百脉的功能正常
B. 肝的阴血充足
C. 肾的精气充盛
D. 心主血脉的功能正常
（中医综合A型题，2014，4题）

5. 化生“涎”的脏腑是
A. 肾　　B. 肺
C. 脾　　D. 肝
（中医综合A型题，2015，4题）

6. 肝主疏泄最基本的功能是
A. 调畅情志　　B. 促进消化
C. 调畅气机　　D. 疏通经络
（中医综合A型题，2018，4题）

7. 下列选项中，对尿液生成、排泄过程起主宰作用的是
A. 肺气的通调水道　　B. 膀胱的开阖气化
C. 三焦的决渎　　D. 肾气升腾气化
（中医综合A型题，2019，4题）

8. “肾者，胃之关也”（《素问·水热穴论》）的含义是
A. 肾阳促进脾胃的运化功能
B. 肾气的固摄主司二便的排泄
C. 肾为封藏之本，主司精的藏泄
D. 肾的蒸腾气化主司尿液的生成与排泄
（中医综合A型题，2021，4题）

9. 根据《素问·调经论》所述，神不足则
A. 容易悲伤　　B. 喜笑不休
C. 思虑不详　　D. 容易恐惧
（中医综合A型题，2014，5题）

10.《素问·上古天真论》“女子五七，面始焦，发始堕”原因是
A. 太阴脉衰　　B. 少阴脉衰
C. 阳明脉衰　　D. 少阳脉衰
（中医综合A型题，2017，4题）

11. 下列有关“魄门”启闭和五脏相关的叙述中，错误的是
A. 依赖于肾气的推动和固摄
B. 依赖于肝气的条达和疏泄
C. 依赖于肺气的升提
D. 依赖于脾气的运化
（中医综合A型题，2022，4题）

12. 多唾或久唾，则易耗伤
A. 肺中津气　　B. 肾中精气
C. 肝的阴血　　D. 脾的阴液

13. 下列哪项在心主血脉中起关键作用
A. 心血充盈　　B. 心气充沛
C. 心神安宁　　D. 心搏如常
E. 脉道通利

14. 心主神志最主要的物质基础是
A. 津液　　B. 精液
C. 血液　　D. 宗气
E. 营气

15. 心的主要生理功能是
A. 主藏血　　B. 主神志
C. 主运化　　D. 主统血
E. 主疏泄

16. 肺主气的功能取决于
A. 司呼吸　　B. 宗气的生成
C. 全身气机的调节　　D. 朝百脉
E. 主治节

17. 肺主通调水道的功能主要依靠于
A. 肺主一身之气　　B. 肺司呼吸
C. 肺输精于皮毛　　D. 肺朝百脉
E. 肺主宣发和肃降

18. 下列哪项不是脾的生理功能
A. 水谷的受纳和腐熟　　B. 水谷精微的转输
C. 水液的吸收和转输　　D. 脏器位置的维系
E. 血液的统摄

19. 具有“喜燥恶湿”特性的脏腑是
A. 肝　　B. 脾　　C. 胃
D. 肾　　E. 肺

20. 下列各项，不属于肝主疏泄功能的是
A. 调畅气机　　B. 调畅情志
C. 促进骨骼发育　　D. 促进脾胃运化
E. 促进血液运行

21. 五脏中，具有“刚脏”特性的是
A. 心　　B. 肺　　C. 脾
D. 肝　　E. 肾

22. 肾主纳气的主要生理作用是
A. 使肺呼吸保持一定的深度
B. 有助于元气的固摄

C. 有助于精液的固摄
D. 有助于元气的生成
E. 有助于肺气的宣发
23. 肾中精气主要生理作用是
A. 促进机体的生长发育
B. 促进生殖功能的成熟
C. 主生长发育和生殖
D. 化生血液的物质基础
E. 人体生命活动的根本
24. 下列各项，其生理特性以升为主的是
A. 肺与脾 B. 肺与肝
C. 肝与肾 D. 心与肾
E. 肝与脾
25. 下列关于五脏外合五体的叙述，错误的是
A. 心合脉 B. 肝合爪
C. 脾合肉 D. 肺合皮
E. 肾合骨
26. 五脏主五液，肾之液为
A. 汗 B. 唾 C. 涕
D. 泪 E. 涎
27. 为人体气血化生之源的脏是
A. 肾 B. 心 C. 肝
D. 肺 E. 脾
28.《素问·六节藏象论》中，“封藏之本”所指的是
A. 心 B. 肺 C. 脾
D. 肝 E. 肾
29.《素问·六节藏象论》中，“罢极之本”所指的是
A. 心 B. 肺 C. 脾
D. 肝 E. 肾
30. 与血液生成关系最密切的脏腑是
A. 心 B. 肺 C. 脾
D. 肝 E. 肾
31. 心为五脏六腑之大主的理论依据是
A. 心主血脉 B. 心主神志
C. 心主思维 D. 心总统魂魄
E. 心总统意志
32. 说肺为娇脏的主要依据是
A. 肺主一身之气 B. 肺外合皮毛
C. 肺朝百脉 D. 肺为水之上源
E. 肺气通于天，不耐寒热
33. 脾主升清的确切内涵是
A. 脾的阳气主升
B. 脾以升为健
C. 脾气散精，上归于肺
D. 与胃的降浊相对而言
E. 输布津液，防止水湿内生
34. 肝藏血的生理功能是指肝
A. 贮藏血液
B. 调节血量
C. 统摄血液
D. 贮藏血液和调节血量
E. 化生血液与统摄血液
35. “气之根”指的是
A. 脾 B. 心 C. 肺
D. 肝 E. 肾
36. 最易发生阴阳互损的脏是
A. 心 B. 肝 C. 脾
D. 肺 E. 肾
37. 下列各项，与心有关的是
A. 生之本 B. 气之本
C. 后天之本 D. 先天之本
E. 罢极之本
38. 下列各项，具有统血功能的是
A. 肾 B. 肺 C. 肝
D. 心 E. 脾
39. 肺的阴阳属性是
A. 阳中之阳 B. 阳中之阴
C. 阴中之阳 D. 阴中之阴
E. 以上均非
40. “命门之火”是指
A. 肺阳 B. 心阳
C. 肝阳 D. 肾阳
E. 脾阳
41. 对全身各脏腑起着温煦生化作用的主要是
A. 卫阳 B. 肺气
C. 心阳 D. 胃气
E. 肾阳
42. 脾脏功能失常的病理变化中，易致脾阳不振的是
A. 脾阴亏损 B. 胃阴不足
C. 脾气虚弱 D. 胃气不足
43. 具有主通明的生理特性的脏是
A. 肝 B. 心 C. 脾
D. 肺 E. 肾
44. 下列各项，不属于肺的生理特性的是
A. 肺为华盖 B. 肺为娇脏
C. 肺气宣发 D. 肺气肃降

E. 肺朝百脉

45. 五脏主五志，则忧属

A. 心 B. 肾 C. 肝

D. 肺 E. 脾

46. 脾为气血生化之源的理论基础是

A. 气能生血 B. 人以水谷为本

C. 脾主升清 D. 脾能运化水谷精微

E. 脾为后天之本

47. 与四肢强健与否关系密切的是

A. 肝的功能 B. 心的功能

C. 脾的功能 D. 肺的功能

E. 肾的功能

48. 具有“体阴而用阳”特点的脏是

A. 肝 B. 心 C. 脾

D. 肺 E. 肾

49. 目的视觉功能主要取决于

A. 肾中精气的充盈 B. 肝血的充足

C. 脾气的健运 D. 肾阳的蒸化

E. 肾阴的滋养

50. “阴阳之根本”是指

A. 肾 B. 脾 C. 胃

D. 肝 E. 肺

51. 根据《黄帝内经》所述，具有主蛰守位生理特性的脏是

A. 心 B. 肝 C. 脾

D. 肺 E. 肾

52. “生痰之源”是指

A. 脾 B. 胃 C. 肾

D. 肝 E. 肺

53. “贮痰之器”是指

A. 肾 B. 脾 C. 胃

D. 肝 E. 肺

54. 在肾主闭藏的功能活动中，最具生理意义的是

A. 固摄二便，防止二便失禁

B. 纳气归肾，促进元气的生成

C. 固摄精气，防止精气无故散失

D. 固摄水液，防止水液无故流失

E. 固摄阳气，防止阳气浮越于上

55.《素问·上古天真论》说“丈夫五八”，则

A. 阳气衰竭于上，面焦

B. 肾气衰，发堕齿槁

C. 肝气衰，筋不能动

D. 肾衰，形体皆极

56.《素问·上古天真论》指出“女子六七”

A. 肝气衰 B. 太冲脉衰少

C. 任脉虚 D. 面皆焦

E. 发鬓颁白

（二）B型题

A. 脾主运化水谷 B. 脾主运化水液

C. 脾主统血 D. 脾气主升

1. 从脾论治痰饮病的理论依据是

2. 从脾论治内脏下垂的理论依据是

（中医综合B型题，2016，81～82题）

A. 涎液 B. 唾液

C. 胆汁 D. 泪液

3. 肝之余气化为

4. 由肾之精气化生的是

（中医综合B型题，2017，82～83题）

A. 魄 B. 魂

C. 志 D. 意

5. 根据五神脏论，脾所藏的是

6. 根据五神脏论，肝所藏的是

（中医综合B型题，2013，81～82题）

A. 伤血 B. 伤肉

C. 伤骨 D. 伤筋

7. 久视

8. 久坐

（中医综合B型题，2018，82～83题）

A. 悲 B. 喜

C. 怒 D. 恐

9. 肝气虚则

10. 血有余则

（中医综合B型题，2017，84～85题）

A. 脾 B. 肾

C. 心 D. 肺

11. 被称为“生之本”的是

12. 被称为“胃之关”的是

A. 左肾右命门说
B. 两肾总号命门说
C. “七节之旁，中有小心”说
D. “命门者，目也”说
E. 命门为“水火之宅”说
13.《难经》关于命门的论点是
14.《黄帝内经》关于命门的论点是

A. 左肾右命门说
B. 两肾总号命门说
C. “七节之旁，中有小心”说
D. “命门者，目也”说
E. 命门为“水火之宅”说
15.《医贯》关于命门的论点是
16.《景岳全书》关于命门的论点是

二、多项选择题

1. 下列病症中，与脾气不升清相关的是
A. 腹胀腹满 B. 头晕目眩
C. 神疲乏力 D. 腹胀飧泄
（中医综合X型题，2019，108题）
2. 下列各选项中属于筋的功能的是
A. 保护内脏 B. 连接关节
C. 协助运动 D. 支撑人体
（中医综合X型题，2018，109题）
3. 下列各项中，与肾精不足相关的是
A. 耳鸣耳聋 B. 头发枯槁
C. 两目涩痛 D. 牙齿松动
（中医综合X型题，2013，124题）
4. 肾主封藏是对肾生理功能的高度概括，体现于
A. 藏精 B. 纳气
C. 主水 D. 固胎
（中医综合X型题，2014，123题）
5. 下列说法正确的是
A. 肾为气之根 B. 肾为水火之宅
C. 肾为阴阳之根 D. 肾为精之处
（中医综合X型题，2018，108题）
6. 下列关于脾的生理特性的描述，正确的是
A. 以降为顺 B. 以升为健
C. 喜燥恶湿 D. 以通为用
（中医综合X型题，2021，108题）
7. 下列叙述中，与汗出相关的是
A. 阳加于阴谓之汗
B. 心神的主宰与调节
C. 肺气宣发津液于表
D. 卫气温分肉，肥腠理，司开阖
（中医综合X型题，2021，111题）
8. 依据《灵枢·本神》以下说法正确的选项是
A. 肝藏血，血舍魄 B. 肺藏营，营舍意
C. 心藏脉，脉舍神 D. 肾藏精，精舍志
（中医综合X型题，2016，123题）
9. 下列与肾有关的是
A. 开窍于口 B. 其华在毛
C. 在志为恐 D. 在体合筋
E. 在液为唾
10. 肺的生理特性有
A. 清肃 B. 华盖
C. 娇脏 D. 闭藏
E. 收敛
11. 与人的肢体运动有直接关系的脏包括
A. 心 B. 肝 C. 脾
D. 肺 E. 肾
12. 心主血脉的功能正常与否，可观察
A. 面色 B. 舌色 C. 意识
D. 脉象 E. 心胸部感觉
13. 心主神明的功能正常与否，可观察
A. 精神 B. 意识 C. 思维
D. 感觉反应 E. 睡眠
14. 心脏的正常搏动依靠
A. 心气的推动 B. 心阳的温煦
C. 心阴的滋润 D. 心血的营养
E. 心神的主宰
15. 与心密切相关的是
A. 血之主 B. 脉之宗
C. 气之主 D. 神之居
E. 魂之舍
16. 与脾密切相关的是
A. 气血化生之源 B. 后天之本
C. 唾 D. 唇
E. 魂之舍
17. 肺气宣发，主要向上向外升发布散哪些物质
A. 浊气 B. 卫气 C. 血液
D. 津液 E. 水谷精气
18. 肺的肃降，主要向下向内布散哪些物质
A. 浊气 B. 清气 C. 卫气
D. 津液 E. 水谷精气
19. 肺失宣降可出现哪些病症

A. 无汗 B. 泄泻 C. 胸闷
D. 鼻塞 E. 咳喘

20. 肺主一身之气主要表现在
A. 主呼吸之气 B. 主通调水道
C. 助心行血 D. 主宗气的生成
E. 调节全身气机

21. 肺的宣发肃降能疏通和调节体内水液的
A. 生成 B. 吸收 C. 输布
D. 排泄 E. 运行

22. 肺的各项生理功能主要取决于
A. 肺气宣发 B. 肺主呼吸
C. 肺气肃降 D. 肺朝百脉
E. 肺主治节

23. 肺在体合皮的生理基础是
A. 肺气宣发，输精于皮毛
B. 肺与皮毛均与外界相通
C. 皮毛汗孔宣通肺气助呼吸
D. 肺与皮毛均属金行
E. 邪犯皮毛，肺气不宣

24. 汗孔又称为
A. 气门 B. 玄府 C. 毛窍
D. 鬼门 E. 幽门

25. 肺生理功能的发挥，主要依赖于
A. 肺气的推动 B. 肺阴的滋润
C. 肺血的营养 D. 肺阳的温煦
E. 肾阴的充养

26. 具有喜润恶燥特性的内脏有
A. 胆 B. 肺 C. 脾
D. 胃 E. 肝

27. 脾运化水谷，主要指脾对饮食物的
A. 消化 B. 排泄
C. 传导 D. 精微的吸收
E. 精微的转输

28. 脾运化水液主要指脾对水液的代谢具有哪些作用
A. 生成 B. 吸收 C. 输布
D. 排泄 E. 运行

29. 脾的升举作用失常可表现为
A. 恶心呕吐 B. 腹部坠胀
C. 久泻脱肛 D. 皮下出血
E. 内脏下垂

30. 脾运化水液功能失调可见
A. 水肿 B. 气喘 C. 痰
D. 饮 E. 湿

31. 肝疏泄气机促进脾胃消化功能的生理基础是
A. 协助脾升胃降 B. 调畅情志
C. 调理气血 D. 分泌及排泄胆汁
E. 影响水液代谢

32. 肝失疏泄，表现在精神情志方面可见
A. 惊恐不安 B. 精神抑郁
C. 心神不定 D. 急躁易怒
E. 悲伤忧愁

33. 肝藏血功能表现在
A. 贮藏血液 B. 调节血量
C. 防止出血 D. 固摄血液
E. 推动血行

34. 下列指肝的有
A. 血海 B. 刚脏
C. 气海 D. 罢极之本
E. 水谷气血之海

35. 判断肾中精气盛衰的标志是
A. 齿 B. 爪 C. 发
D. 骨 E. 二便

36. 头发的濡养主要依靠
A. 血 B. 津 C. 液
D. 气 E. 精

37. 肾的封藏作用表现在
A. 藏精 B. 生髓 C. 主骨
D. 纳气 E. 藏元阴、元阳

38. 肾阳对机体的作用主要有
A. 温煦 B. 推动 C. 兴奋
D. 制约肾阴 E. 气化

39. 肾阴对机体的作用主要有
A. 滋润 B. 气化 C. 宁静
D. 制约肾阳 E. 濡养

40. 肾气不固可见哪些病症
A. 遗精 B. 牙齿脱落
C. 遗尿 D. 脱发
E. 久泄滑脱

41. 五脏与五时的关系错误的有
A. 心与夏季相通应 B. 肺与秋季相通应
C. 肾与春季相通应 D. 肝与冬季相通应
E. 脾与长夏相通应

42. 脾的主要生理功能有
A. 主运化 B. 主升 C. 主统血
D. 主传化 E. 主受盛

43. 肝气郁结可导致的病理变化有

A. 冲任失调　　B. 胃气上逆
C. 血行不利　　D. 清气不升
E. 气滞血瘀

44. 肺主治节的生理功能具体表现在哪几方面
A. 调节呼吸　　B. 调节气机
C. 调节津液输布代谢　　D. 调节全身阴阳
E. 助心行血

45.《素问·厥论》所说“脾主为胃行其津液者也”的含义是
A. 脾能将水谷化为精微
B. 脾气散精，上归于肺
C. 脾能运化水液
D. 脾能转输水谷精微

三、填空题

1. 女子七岁，肾气盛，齿更发长；二七而________，任脉通，________，月事以时下，故有子。(《素问·上古天真论》)
2. 女子五七，________，面始焦，发始堕；六七，________，面皆焦，发始白；七七，________，________，天癸竭，地道不通，故形坏而无子也。(《素问·上古天真论》)
3. 丈夫八岁，肾气实，发长齿更；二八，肾气盛，________，________，阴阳和，故能有子；三八，肾气平均，筋骨劲强，________。(《素问·上古天真论》)
4. 丈夫五八，________，发堕齿槁；六八，________，面焦，发鬓颁白；七八，________，筋不能动，________，精少，________，形体皆极；八八，________。(《素问·上古天真论》)
5. 故生之来谓之________；两精相搏谓之________；随神往来者谓之________；并精而出入者谓之________。(《灵枢·本神》)
6. 肝藏________，血舍________，肝气虚则________，实则________。(《灵枢·本神》)
7. 心藏________，脉舍________，心气虚则________，实则________。(《灵枢·本神》)
8. 神有余则________，神不足________。(《素问·调经论》)
9. 气有余则________，不足则________。(《素问·调经论》)
10. 血有余则________，不足则________。(《素问·调经论》)
11. 心者，________，神明出焉。肺者，________，治节出焉。肝者，________，谋虑出焉。脾胃者，________，五味出焉。肾者，________，伎巧出焉。(《素问·灵兰秘典论》)
12. 心者，________，________；其华在面，其充在血脉，________，通于夏气。(《素问·六节藏象论》)
13. 肺者，________，________；其华在毛，其充在皮，________，通于秋气。(《素问·六节藏象论》)
14. 肾者，主蛰，________，________；其华在发，其充在骨，________，通于冬气。(《素问·六节藏象论》)
15. 肝者，________，________；其华在爪，其充在筋，以生血气，其味酸，其色苍，________，通于春气。(《素问·六节藏象论》)
16. 少阴，心脉也。心者，________，________，其脏坚固，邪弗能容也。(《灵枢·邪客》)
17. 诸筋者，皆属于____；诸血者，皆属于____；诸气者，皆属于____。(《素问·五脏生成》)
18. 喜乐者，________。愁忧者，气闭塞而不行。(《灵枢·本神》)
19. 阴阳虚，肠澼死。阳加于阴，________。(《素问·阴阳别论》)
20. 天气通于____，地气通于嗌，风气通于____，雷气通于____，谷气通于____，雨气通于____。(《素问·阴阳应象大论》)
21. 寒气生浊，热气生清。清气在下，________；浊气在上，________。(《素问·阴阳应象大论》)
22. 诸湿肿满，皆属于________。(《素问·至真要大论》)
23. 夫子言脾为孤脏，________，其太过与不及，其病皆何如？(《素问·玉机真脏论》)
24. 人卧则血归于________，肝受血________，足受血而能步，掌受血而能握，指受血而能摄。(《素问·五脏生成》)
25. 人始生，________，精成而脑髓生，________为干，________为营，________为刚，________为墙，皮肤坚而毛发长，谷入于胃，脉道以通，血气乃行。(《灵枢·经脉》)
26. 肾者________，主________，主卧与喘也。(《素问·逆调论》)
27. 肾者，________，关门不利，________。上下溢

于皮肤，故为胕肿，胕肿者，聚水而生病也。（《素问 · 水热穴论》）

四、名词解释

1. 心主神明
2. 肺朝百脉
3. 脾主统血
4. 肾主纳气
5. 少火
6. 相火
7. 皮毛
8. 后天之本
9. 罢极之本
10. 先天之本
11. 肾中精气
12. 天癸
13. 五体
14. 五华
15. 五液

五、简答题

1. 如何理解“心为五脏六腑之大主”？
2. 如何理解“脾为气血生化之源”？
3. 如何理解“肝体阴而用阳”？
4. 如何理解“肾为封藏之本”？
5. 简述肺的生理特性。
6. 简述脾的生理特性。
7. 简述肝的生理特性。
8. 简述肾的生理特性。
9. 简述肺与形体官窍之间的关系。
10. 简述肾与其液、志、时之间的关系。
11. 简述“肺为水之上源”的含义。
12. 简述“肾主水”的含义。
13. 简述肾阴肾阳与一身之阴阳的关系。
14. 简述“肺主通调水道”的含义。
15. 简述肺气宣发与肺气肃降的主要内容。
16. 简述脾转输精微与津液的途径。

六、论述题

1. 试述心主血脉的主要内容。
2. 试述肝主藏血的主要内容。
3. 试述肝主疏泄的主要内容。
4. 试述脾主运化的主要内容。
5. 试述肾主藏精的主要内容。
6. 试述心主血脉与心主神明之间的生理病理关系。
7. 试述“肺主治节”主要体现在哪些方面。
8. 试述肺和皮毛在生理与病理上的关系。
9. 试述肝主疏泄与肝主藏血之间的生理关系。
10. 试述“肝在志为怒”的临床意义。
11. 试述“脾气主升”的生理和病理表现。
12. 试述“脾在体合肉，主四肢”的临床意义。
13. 试述肾与骨、髓、脑之间的生理病理关系。
14. 试述肾与耳及二阴的关系。
15. 试述心、肝、脾三脏病理状态下在血液运行方面的表现。

第三节　六　　腑

板书与教案栏——浓缩教材精华，打破听记矛盾

一、概述

（一）概念：六腑，即胆、胃、小肠、大肠、膀胱、三焦的总称。

（二）共同生理功能：受盛和传化水谷。

（三）六腑的共同生理特性：以降为顺，以通为用。

（四）七冲门
- 概念：饮食物进入人体至排出体外，要通过七个重要关口，《难经》称之为“七冲门”
- 部位：唇为飞门，齿为户门，会厌为吸门，胃上口为贲门，胃下口为幽门，大小肠之会为阑门，下极为魄门

二、胆

（一）胆的概述

- 1．位置：位于右胁下，附于肝之短叶间。
- 2．表里关系：胆与肝相表里。

（二）胆的主要生理功能

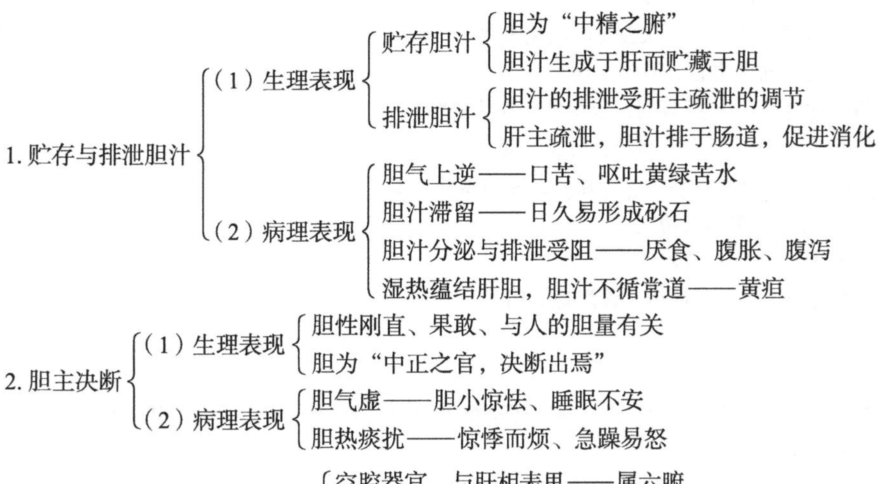

- 1. 贮存与排泄胆汁
  - （1）生理表现
    - 贮存胆汁
      - 胆为“中精之腑”
      - 胆汁生成于肝而贮藏于胆
    - 排泄胆汁
      - 胆汁的排泄受肝主疏泄的调节
      - 肝主疏泄，胆汁排于肠道，促进消化
  - （2）病理表现
    - 胆气上逆——口苦、呕吐黄绿苦水
    - 胆汁滞留——日久易形成砂石
    - 胆汁分泌与排泄受阻——厌食、腹胀、腹泻
    - 湿热蕴结肝胆，胆汁不循常道——黄疸
- 2. 胆主决断
  - （1）生理表现
    - 胆性刚直、果敢、与人的胆量有关
    - 胆为“中正之官，决断出焉”
  - （2）病理表现
    - 胆气虚——胆小惊怯、睡眠不安
    - 胆热痰扰——惊悸而烦、急躁易怒
- 3. 胆既为六腑，又为奇恒之腑
  - 空腔器官，与肝相表里——属六腑
  - 内藏精汁，不直接受纳水谷——属奇恒之腑

三、胃

（一）胃的概述

1. 位置：位于膈下，腹腔上部，上接食管，下通小肠，与脾以膜相连。

2. 表里关系：胃与脾相表里。

3. 特点：胃为“太仓”、“水谷之海”、“水谷气血之海”。

- 4. 胃两门三脘的划分
  - 上部—上脘（包括贲门）
  - 中部—中脘，即胃体
  - 下部—下脘（包括幽门）

（二）胃的主要生理功能

- 1. 主受纳
  - 接受容纳饮食物
  - 受纳是腐熟消化的前提
  - （以上二者）胃为“太仓”、“水谷之海”、“水谷气血之海”
- 2. 腐熟水谷
  - 胃气对饮食物初步消化，变成食糜
  - 在脾的帮助下化生精微，初步吸收
  - 胃气
    - 含义：胃的受纳、腐熟与脾的运化功能综合，称为“胃气”
    - 意义
      - “人以胃气为本”
      - “有胃气则生”、“无胃气则死”
      - “保胃气”为养生治疗的重要原则
- 3. 病理
  - 受纳失职——食少纳呆，胃脘胀满
  - 食滞胃脘——胃脘胀痛，嗳腐，恶心，呕吐
  - 受纳腐熟功能亢进——消谷善饥，胃中嘈杂

（三）胃的生理特性

1. 主通降
- 含义：指胃气具有向下运动以维持胃肠道通畅的生理特性
- 体现
  - 饮入于胃——胃容纳而不拒之
  - 食糜下传小肠——进一步消化
  - 残渣下移大肠——形成粪便
  - 粪便有节制地排出体外
  - （以上）脾宜升则健，胃宜降则和
- 生理
  - 脾升胃降，共同完成饮食物的消化吸收
  - 脾胃为“仓廪之官，五味出焉”
- 病理
  - 胃失通降——胃脘胀闷，或胀痛，大便秘结
  - 胃气上逆——恶心，呕吐，呃逆，嗳气

2. 喜润恶燥
- 含义：指胃当保持充足的津液以利饮食物的受纳和腐熟
- 生理
  - 维持受纳腐熟的功能
  - 保持通降下行的特性
- 病理：胃为阳土，易成燥热，胃津易损伤

四、小肠

（一）小肠的概述

1. 位置：位于腹中，上端与胃在幽门相接，迂曲回环迭积于腹腔之中，下端与大肠在阑门相连
2. 表里关系：小肠与心相表里

（二）小肠的主要生理功能

1. 主受盛化物
- 受盛
  - 盛就是以器盛物，即接受的意思
  - 受盛是小肠接受由胃初步消化的食物
- 化物
  - 化，有变化、消化、化生的意思
  - 化物是将胃消化的食物进一步消化吸收
- （受盛、化物）“小肠者，受盛之官，化物出焉”
- 病理
  - 受盛失职——腹部疼痛
  - 化物失常——腹胀，腹泻，便溏

2. 泌别清浊
- 含义：所谓“清”，即指各种精微物质；所谓“浊”，即指饮食物残渣和水液
- 生理
  - 将水谷精微吸收，经脾转输全身
  - 将食物残渣下推大肠
  - 吸收大量水分，参与水液代谢，故称“小肠主液”
- 病理：清浊不分——小便短少；便溏泄泻——利小便以实大便

五、大肠

（一）大肠的概述

1. 位置：位于腹中，其上端与小肠在阑门相接，回环腹腔，其下端连肛门
2. 表里关系：大肠与肺相表里

（二）大肠的主要生理功能

1. 传导糟粕
- 含义：大肠接受由小肠下传的食物残渣，吸收多余的水分，形成糟粕，经肛门排泄粪便的功能
- 机理
  - 胃气的通降
  - 肺气的肃降
  - 脾气运化
  - 肾气的推动和固摄
- 生理
  - 传送糟粕
  - 吸收水分——大肠主津
  - 变成粪便，排出体外
- （机理、生理）“大肠者，传导之官，变化出焉”

1. 传导糟粕
- 病理
  - 大肠虚寒——肠鸣，腹痛，泄泻
  - 大肠实热——大便干结难解
  - 湿热蕴结大肠——腹痛，下痢脓血，里急后重

2. 大肠主津
- 含义：大肠接受食物残渣，吸收水分的功能
- 病理
  - 大肠主津功能失常，津液不得吸收与糟粕俱下——肠鸣，腹痛，泄泻
  - 大肠实热，消烁津液，津亏失润——大便秘结不通

六、膀胱

（一）膀胱的概述

- 1. 位置：位于下腹部，与肾相连，下有尿道，开口于前阴
- 2. 表里关系：膀胱与肾相表里

（二）膀胱的主要生理功能

贮尿和排尿
- 机理：与肾气化密切相关
- 生理（“膀胱者，州都之官，津液藏焉，气化则能出矣”）
  - 贮存尿液——经机体利用后的水液，下输膀胱
  - 排泄尿液——尿液达一定量时，通过气化排出体外
- 病理
  - 气化功能失常——小便不利，尿少，甚则癃闭
  - 膀胱失约——小便量多，甚则尿失禁
  - 膀胱湿热——尿急，尿痛，尿频

七、三焦

（一）三焦的概述

概念
- 部位：分布于胸腹腔的一个大腑，六腑之三焦，脏腑之中唯三焦最大，无与匹配，故有“孤府”之称
- （上、中、下焦的合称）
  - 上焦，横膈以上的部位，包括心、肺两脏以及头面部
  - 中焦，横膈以下，脐以上的部位，包括脾胃、小肠、肝胆等脏腑
  - 下焦，脐以下的部位，包括肾、膀胱、大肠、女子胞、精室等脏腑

（二）三焦的主要生理功能

1. 三焦的总体功能
- （1）通行元气（三焦者，原气之别使也）
  - 宗气自上而下资元气 } 通过三焦而
  - 元气自下而上至胸中 } 运行于全身
- （2）运行津液
  - 含义：三焦是全身津液上下输布运行的通道
  - 机理：三焦气化。三焦具有疏通水道、运行津液的作用，以调节津液代谢平衡
  - 故曰：三焦者，决渎之官，水道出焉

2. 三焦各部的生理功能特点
- （1）上焦如雾
  - 雾——形容水谷精气轻清而弥漫的状态
  - 上焦如雾——上焦有宣发精微与卫气，以雾露弥漫的状态营养于肌肤、毛发及全身各脏腑组织的作用
- （2）中焦如沤
  - 沤——是对水谷被消化时状态的生动描述
  - 中焦如沤——指脾胃的生理功能，例如水谷的受纳、消化，营养物质的吸收，体液的蒸化，化生精微为血液等
- （3）下焦如渎
  - 渎——沟渠水道之意
  - 下焦如渎——是对肾、膀胱、大肠、小肠渗泄水液，泌别清浊，排泄二便作用的概括

测试与考研栏——驰骋考场，成就高分能手

一、单项选择题

（一）A型题

1. 津液在体内流注输布的通道是

A. 经络　B. 腠理　C. 三焦　D. 脉道

（中医综合A型题，2016，7题）

2. 下列各项中，属于三焦气化病理变化的是

A. 水谷精微输布障碍　B. 水谷受纳腐熟障碍　C. 全身水液代谢障碍　D. 糟粕传化排泄障碍

（中医综合A型题，2017，8题）

3. 具有喜润恶燥特性的脏腑是

A. 肝　B. 心　C. 脾　D. 胃　E. 大肠

4. 脏腑中有“主津”作用的是

A. 脾　B. 胃　C. 大肠　D. 小肠　E. 三焦

5. 小肠的主要生理功能是

A. 主运化　B. 主通调水道　C. 主受纳　D. 主腐熟水谷　E. 主泌别清浊

6. 被称为“传导之官”的是

A. 胃　B. 小肠　C. 大肠　D. 膀胱　E. 三焦

7. “太仓”所指的是

A. 三焦　B. 胃　C. 小肠　D. 脾　E. 大肠

8. 脏腑中有“主液”作用的是

A. 脾　B. 胃　C. 大肠　D. 小肠　E. 三焦

9. 下列哪项是胃的生理功能

A. 水谷精微的转输　B. 水谷的受纳和腐熟　C. 水液的吸收和转输　D. 位置的维系　E. 血液的统摄

10. 大肠的主要生理功能是

A. 受盛　B. 传化糟粕　C. 化物　D. 泌别清浊　E. 通行元气

11. 利小便而实大便的理论依据是

A. 脾主运化　B. 肺主通调水道　C. 小肠主受盛　D. 小肠主化物　E. 小肠主泌别清浊

12. “州都之官”是

A. 胃　B. 胆　C. 大肠　D. 小肠　E. 膀胱

13. “吸门”是

A. 齿　B. 唇　C. 会厌　D. 胃上口　E. 肛门

14. 下列不属于“七冲门”的是

A. 飞门　B. 吸门　C. 幽门　D. 贲门　E. 气门

15. 属于上焦生理功能特点的是

A. 主气的升发

B. 升已而降，若雾露之溉

C. 通行三气

D. 原气之别使

E. 以上都不是

16. “中焦如沤”是比喻

A. 胃主受纳的功能状态

B. 脾气散精的功能状态

C. 小肠泌别清浊的功能状态

D. 水谷精微的弥漫布散状态

E. 消化过程中腐熟水谷的状态

（二）B型题

A. 运行水液　B. 通调水道　C. 运化水湿　D. 泌别清浊

1. 三焦的功能是
2. 小肠的功能是

（中医综合B型题，2015，81～82题）

A. 口　B. 舌　C. 喉　D. 齿

3.《灵枢·忧恚无言》所说的“音声之机”指的是
4.《难经·四十四难》所说的“户门”指的是

（中医综合B型题，2020，82～83题）

二、多项选择题

1. 下列关于三焦表述，正确的是

A. 决渎之官　B. 传化之府　C. 孤之府　D. 原气之别使

（中医综合X型题，2020，108题）

2. 胆的生理功能失常的表现

A. 口苦厌食　　B. 心烦失眠

C. 口吐苦水　　D. 易恐善惊

（中医综合X型题，2022，109题）

3. 下列各项中属六腑气机运动规律的是

A. 以降为顺　　B. 以升为用

C. 升中寓降　　D. 降中寓升

（中医综合X型题，2017，107题）

4. 根据《灵枢·营卫生会》"中焦如沤"描述的是

A. 受盛化物　　B. 化精微，奉生身

C. 泌别清浊　　D. 泌别糟粕，蒸津液

（中医综合X型题，2017，108题）

5. 胆为六腑的依据为

A. 胆藏胆汁　　B. 肝胆相表里

C. 胆汁助消化　　D. 胆形态中空

E. 胆不直接传化饮食物

6. 消化饮食物主要依赖于哪些腑

A. 胃　　B. 大肠　　C. 胆

D. 膀胱　　E. 小肠

7. 吸收饮食精华主要依赖于哪些腑

A. 胃　　B. 大肠　　C. 胆

D. 膀胱　　E. 小肠

8. 六腑之中哪些腑具有排泄功能

A. 胃　　B. 胆　　C. 大肠

D. 三焦　　E. 膀胱

9. 影响大肠传导功能的内脏有

A. 心　　B. 肺　　C. 胃

D. 脾　　E. 肾

10. 小肠的生理功能是

A. 主受纳　　B. 主受盛

C. 主化物　　D. 泌别清浊

11. 影响大肠传导功能变化的因素是

A. 肺的肃降　　B. 胃的降浊

C. 肾的气化　　D. 小肠的泌别清浊

12. 三焦的生理功能有

A. 通行元气

B. 运行水液

C. 主持诸气

D. 总司全身气机和气化

E. 为血液运行的通道

13. 膀胱的生理功能为

A. 化生尿液　　B. 贮存尿液

C. 排泄尿液　　D. 吸收水分

E. 蒸化尿液

14.《内经》概括上、中、下三焦的功能特点分别为

A. 上焦如雾　　B. 中焦如沤

C. 上焦如羽　　D. 下焦如渎

E. 下焦如权

15. 三焦主持诸气的内涵是

A. 三焦为决渎之官

B. 三焦为气升降出入之通道

C. 三焦主通行三气

D. 三焦为气化之场所

三、填空题

1. 唇为________，齿为________，会厌为________，胃为________，太仓下口为________，大肠小肠会为________，下极为________，故曰七冲门也。(《难经·四十四难》)

2. 中焦亦并胃中，出上焦之后，此所受气者，泌糟粕，________，化其精微，上注于肺脉，乃化而为血，以奉生身，莫贵于此，故独得行于经隧，命曰营气。(《灵枢·营卫生会》)

3. 胆者，________，决断出焉。大肠者，________，变化出焉。小肠者，________，化物出焉。三焦者，________，水道出焉。膀胱者，________，津液藏焉，气化则能出矣。(《素问·灵兰秘典论》)

4. 三焦者，________，主通行三气，经历于五脏六腑。(《论穴道·六十六难》)

5. 肺合大肠，大肠者，________。心合小肠，小肠者，________。肝合胆，胆者，________。脾合胃，胃者，________。肾合膀胱，膀胱者，________。少阳属肾，肾上连肺，故将两脏。三焦者，________，水道出焉，属膀胱，________，是六腑之所与合者。(《灵枢·本输》)

四、名词解释

1. 七冲门
2. 中精之腑
3. 胃气
4. 水谷之海
5. 大肠主津
6. 传导之官
7. 小肠主液
8. 州都之官
9. 决渎之官

五、简答题

1. 如何理解“六腑以通为用，以降为顺”？
2. 简述胆的生理功能。
3. 简述膀胱的生理功能。
4. 简述小肠的生理功能。
5. 简述大肠的生理功能。
6. 简述六腑之三焦的生理功能。
7. 何谓“膀胱气化”？
8. 何谓“利小便所以实大便”？
9. 何谓“三焦气化”？
10. 何谓“辨证之三焦”？
11. 何谓“孤府”？

六、论述题

1. 试述胃的生理功能与生理特性。
2. 试述部位之三焦的具体内涵。

第四节　奇恒之腑

板书与教案栏——浓缩教材精华，打破听记矛盾

一、脑

（一）概述

- 1. 位置：藏于颅腔之中，为脑髓汇聚而成，位于头部之内
- 2. 形态：由髓汇集而成，故称“脑为髓之海”

（二）主要生理功能

1. 主宰生命活动：脑为元神之府
2. 主宰精神活动：头者，精明之府；脑为精神之海
3. 主感觉运动：听觉、视觉、嗅觉、思维、记忆、言语等功能都归于脑

以上：
- 髓海充盈：思维灵敏；精神饱满；视、听等感觉正常
- 髓海不足：精神不振；视物不明；嗅觉不灵

（三）与脏腑精气的关系

- 1. 脑由精髓汇集而成，精由肾藏——脑与肾关系密切
- 2. 肾所藏先天之精，需后天之精充养——脑与五脏六腑有关

二、女子胞

（一）概述

- 1. 位置：位于小腹部，在膀胱之后，直肠之前，下口与阴道相连
- 2. 形态：呈倒置梨形

（二）主要生理功能

1. 生理
   - 主持月经，月经初潮14岁左右，周期28～30天
   - 孕育胎儿，男女之精结合后，在胞宫内发育成胎儿
2. 病理
   - 月经不调，闭经等
   - 不孕症

（三）女子胞与脏腑经脉的关系

1. 肾与天癸：是女子胞发挥正常作用的基本条件。
2. 冲任二脉
   - 冲为血海，调节十二经气血
   - 任主胞胎，为阴脉之海
   - 带脉约束、统摄冲任督脉，固摄胞胎

三、髓

（一）概述

1. 定义：髓，是骨腔中膏脂状的精微物质
2. 位置：髓因所居骨腔的部位不同，而分为脑髓、脊髓和骨髓

（二）主要生理功能：充养脑髓、滋养骨骼、化生血液。

测试与考研栏——驰骋考场，成就高分能手

一、单项选择题

（一）A型题

1. 不属于奇恒之腑的是

A. 脑　B. 髓　C. 骨

D. 筋　E. 女子胞

2. 下列哪项与女子胞的生理功能最为密切

A. 心、肝、脾、胃、冲脉、督脉

B. 心、肺、肾、胃、阳明脉、带脉

C. 心、肝、肾、胃、冲脉、任脉

D. 心、肺、脾、肝、冲脉、任脉

E. 心、肝、脾、肾、冲脉、任脉

（二）B型题

A. 元神之府　B. 精明之府

C. 中精之腑　D. 孤府

1. 胆为

2. 脑为

（中医综合B型题，2014，81～82题）

二、多项选择题

1. 下列关于脑的描述，正确的是

A. 为髓海　B. 为元神之府

C. 主感觉运动　D. 主宰生命活动

（中医综合X型题，2021，109题）

2. 和女子胞功能关系密切的内脏有

A. 心　B. 肺　C. 肝

D. 脾　E. 肾

三、填空题

1. 脑为________，其输上在于其盖，下在风府。（《灵枢·海论》）

2. 诸________者，皆属于目；诸________者，皆属于脑。(《素问·五脏生成》)

3. ________，则轻劲多力，自过其度；________，则脑转耳鸣，胫酸眩冒，目无所见，懈怠安卧。（《灵枢·海论》）

4. 骨者，________，不能久立，行则振掉，骨将惫矣。(《素问·脉要精微论》)

5. 齿为________之余，舌为________之余。(《素问·六节藏象论》)

四、名词解释

1. 奇恒之腑
2. 元神之府
3. 女子胞

五、简答题

1. 何谓“脑为髓之海”？
2. 为何胆既为六腑，又为奇恒之腑?
3. 试述脑的生理功能。
4. 试述髓的生理功能。
5. 试述女子胞的生理功能。

第五节　脏腑之间关系

一、脏与脏之间的关系

（一）心与肺

1. 主要体现于气与血的协调关系。

2. 生理：气与血的关系｛肺主气｝气为血之帅；｛心主血｝血为气之母｝肺气助心行血；心血运布肺气

3. 病理
- 心气虚、肺气虚 → 心肺气虚——气短，乏力，心悸，口唇青紫，舌紫暗
- 肺气虚弱，行血无力；肺失宣肃，肺气壅塞 → 血行不畅，心血瘀阻——心悸，口唇青紫，舌紫暗
- 心气不足、心阳不振 → 血行不畅，影响肺的呼吸——胸闷咳喘

（二）心与脾

1. 主要体现于血液的生成和运行方面。

2. 生理
- 血液生成：脾旺血足，心血充盈；心阳温脾，脾健运不息 → 二者相互促进
- 血液运行：心行血，推动血行；脾统血，血液不溢脉外 → 血运正常

3. 病理
- 脾气虚弱，生化无源；脾气虚弱，统摄无力 → 心血不足
- 心阳不足，脾失温养——脾气虚弱
- 思虑劳神过度——耗心血、损脾气

以上 → 心脾两虚：心悸，失眠；多梦，纳少；腹胀，体倦

（三）心与肝

1. 主要体现于血液运行和精神情志调节两方面。

2. 生理
- 血液：心主血、肝藏血 → 血液充足：心气旺盛，血行正常——肝有所藏；肝有所藏，疏泄有度——血行正常
- 情志：心主神明，主宰精神活动；肝主疏泄，调节精神情志 → 共同维持正常的情志活动

3. 病理
- 血液不足、心肝失养 → 心肝血虚：头晕目眩，心悸失眠，月经量少；双目干涩，肢体麻木
- 心肝火旺、血不养神 → 神志不安：心烦，失眠，急躁易怒，神志狂乱；精神恍惚，情绪抑郁等

（四）心与肾

1. 主要表现为水火既济、精神互用、君相安位等方面。

2. 生理（心肾相交）
- 水火既济：心位居上，心火下降肾，资肾阳，肾水不寒；肾位居下，肾水上济心，资心阴，使心火不亢
- 精神互用：心藏神、肾藏精 → 心神肾精，共同参与神志活动
- 君相安位：心为君火居上，一身主宰；肾为相火居下，阳气之根 → 各安其位

3. 病理（心肾不交）
- 水火不济：肾阴虚于下、阳亢于上 → 腰膝酸软，梦遗，女子梦交；失眠，心悸，怔忡，心烦
- 水气凌心：肾阳虚、心阳虚 → 心肾阳虚、水饮凌心 → 心悸，唇舌青紫；水肿，形寒肢冷
- 精神失调：肾精不足，不能养神；心神不足，无力驭精 → 心神恍惚，精神疲惫；梦遗，滑精

（五）肺与脾

1. 主要体现于气的生成和津液代谢两个方面。

2. 生理
- 气的生成
  - 肺主呼吸，吸入自然界清气
  - 脾主运化，为气血生化之源
  - 胸中结合为宗气
- 水液代谢
  - 肺主通调水道
  - 脾主运化水液
  - 共同参与水液输布、排泄

3. 病理
- 肺气虚、脾气虚 → 脾肺气虚
  - 面白，少气，懒言，咳喘
  - 食少，纳呆，腹胀，便溏，肢倦
- 脾失健运、水不化津 → 转为痰浊、痰浊停肺
  - 咳喘
  - 痰白量多
  - 脾为生痰之源，肺为贮痰之器

（六）肺与肝

1. 主要体现于调节人体气机升降方面。

2. 生理：气机升降
- 肺气肃降
- 肝气升发
- 升降协调——调畅全身气机

3. 病理：气机失调
- 肺气不降
- 肝气升发太过
- 肝火犯肺
  - 咯血，咯痰不爽
  - 胁痛，急躁，面红耳赤

（七）肺与肾

1. 主要体现于津液代谢、呼吸运动及阴阳互资方面。

2. 生理
- 津液代谢
  - 肺主行水，为水之上源
  - 肾主水液代谢，为主水之脏
  - 共同参与水液输布、排泄
- 呼吸运动
  - 肺主气，司呼吸
  - 肾主纳气，为气之根
  - 肺肾共同参与呼吸运动
- 阴阳互资
  - 肺阴充足，下输于肾，肾阴充盈
  - 肾阴充足，上滋于肺，使肺阴充足
  - 肾阳资助肺阳，同温肺阴及肺津，推动津液输布

3. 病理
- 肺气虚、肾气不足，摄纳失职 → 肺肾气虚
  - 气短，呼多吸少
  - 呼吸表浅，动则尤甚
- 肺阴不足、肾阴亏虚 → 肺肾阴虚
  - 五心烦热，潮热盗汗
  - 干咳少痰，腰膝酸软
- 肺肾阳虚——津凝为痰——痰饮咳喘

（八）肝与脾

1. 主要体现在疏泄与运化的相互为用、藏血与统血的协同作用。

2. 生理
- 藏血与统血协调
  - 肝主藏血，调节血量
  - 脾生血，统血，使肝血充足
  - 共同维持血液正常运行
- 疏泄与运化互用
  - 肝主疏泄
    - 协调脾胃升降
    - 疏利胆汁
    - 促进消化
  - 脾主运化，散精于肝——肝气冲和条达

3. 病理
- 肝失疏泄、脾失健运 → 肝脾不调——胁痛，腹胀，便溏，泄泻
- 脾胃湿热，熏蒸肝胆——黄疸，纳少，口苦
- 脾虚血少、脾不统血 → 肝血不足——头晕，目眩，月经量少

（九）肝与肾

1. 主要体现在精血同源，藏泄互用及阴阳之间的互资互制作用。

2. 生理
- 肝肾同源：肾藏精、肝藏血——精血皆由水谷之精化生及充养，相互资生，故曰同源互化
- 藏泄互用：肝主疏泄，使肾气开合有度；肾主闭藏，防肝之疏泄太过——一藏一泄，调节生殖功能
- 阴阳互资互制：肾阴滋养肝阴，共同制约肝阳；肾阳资助肝阳，共同温煦肝脉——维持肝肾协调平衡

3. 病理
- 肝血不足、肾精亏损——肝肾精血两虚——头晕目眩，耳鸣，腰膝酸软
- 肾阴不足，累及肝阴；水不涵木，肝阳失养——肝阳上亢：眩晕，耳鸣；甚则中风
- 肝肾藏泄失调：女子月经周期失常，经量过多或闭经；男子阳痿，遗精，阳强不泄

（十）脾与肾

1. 主要体现于先后天的相互资生和津液代谢方面。

2. 生理
- 先后天相互资生：脾主运化，为后天之本——后天补先天；肾藏精，为先天之本——先天养后天
- 水液代谢：脾主运化水液，赖命火温煦——土能制水；肾为主水之脏，赖脾阳协助——肾阳气化，开合有度

3. 病理
- 肾阳亏虚、脾阳亏虚——脾肾阳虚——五更泻，少腹冷痛，下利清谷，肢冷
- 脾虚失运，水湿内生；肾虚蒸化失司，水湿内蕴——水肿，腹胀，便溏

二、腑与腑之间的关系

胆、胃、大肠、小肠、三焦、膀胱各自的生理功能虽然不同，但都是传化水谷、输布津液的器官，在饮食物的受纳、腐熟、消化、吸收以及水液代谢和糟粕的排泄等方面相互配合。

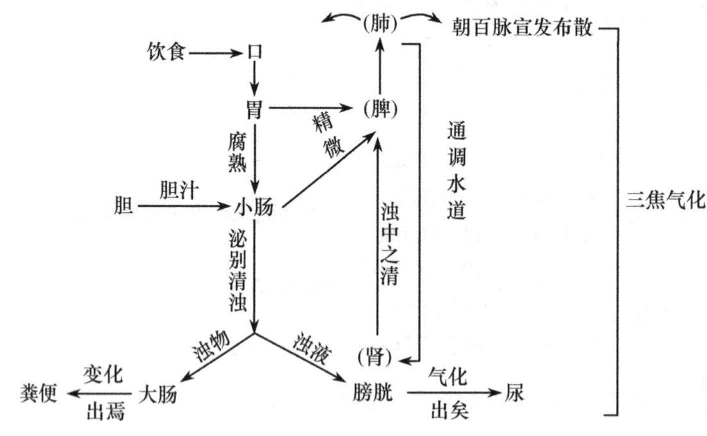

三、脏与腑之间的关系

（一）心与小肠

1. 表里关系：经脉互相络属，构成表里关系。

2. 生理
- 心主血脉，心阳温煦——助小肠化物之功
- 小肠化物，泌别清浊——上输心肺化赤为血，荣养心脉

3. 病理｛心经实火，下传小肠——小肠实热；小肠之热，循经上熏于心——心火亢盛｝尿频，尿急，尿赤，尿痛，心烦，舌赤，口舌生疮

（二）肺与大肠

1. 表里关系：经脉互相络属，构成表里关系。

2. 生理｛肺气清肃下降——助大肠传导之功；大肠传导——利于肺气肃降｝

3. 病理｛大肠实热，传导不畅——肺失宣降——胸满，喘咳；肺失肃降，腑气不通——大便干结｝

（三）脾与胃

1. 表里关系：经脉互相络属，构成表里关系。

2. 生理
- 水谷纳运协调｛胃主受纳、腐熟水谷；脾主运化、消化食物｝维持饮食物的消化及精微物质的吸收、转输
- 气机升降相因｛脾主升；胃主降｝既保证饮食的纳运正常，又维护着内脏位置的相对恒定
- 阴阳燥湿相济｛脾喜燥恶湿——太阴湿土，得阳始运；胃喜湿恶燥——阳明燥土，得阴自安｝纳运、升降协调的条件

3. 病理
- 脾失健运、胃失受纳——脾胃纳运失调——食少，腹胀，胃脘胀痛，泄泻
- 脾虚气陷、胃失和降——升降失常｛清气在下，则生飧泄——眩晕，泄泻；浊气在上，则生䐜胀——腹胀｝

（四）肝与胆

1. 表里关系：经脉互相络属，构成表里关系。

2. 生理
- 同司疏泄｛肝主疏泄，分泌胆汁；胆附于肝，藏泄胆汁｝二者协作，助脾胃消化食物
- 共主勇怯｛肝主谋略；胆主决断｝肝胆相济，遇事决断

3. 病理
- 肝气郁滞，胆汁排泄不畅——肝胆气滞；胆腑湿热，影响肝之疏泄——肝胆湿热｝口苦，胁痛，黄疸等
- 肝胆气滞、胆郁痰扰——情志抑郁、惊恐胆怯

（五）肾与膀胱

1. 表里关系：经脉互相络属，构成表里关系。

2. 生理｛肾为水脏，司开合——控制膀胱开合；膀胱贮尿，为水腑——利于肾气的主水功能｝

3. 病理
- 肾气虚、固摄无权——膀胱开合失度｛尿少，癃闭；小便失禁｝
- 膀胱湿热、膀胱失约——上犯于肾——尿频，尿急，尿痛，尿血，腰痛等

四、五脏与奇恒之腑之间的关系

（一）五脏与女子胞

1. 女子胞的功能依赖于｛神的调控；气的推动；精血充养｝与脏腑相关

2. 生理
- 心主行血化血，藏神
- 肝主疏泄而藏血，为妇女经血之本

（以上）主司月经，孕育胎儿
- 脾主运化，为后天之本，主生血统血——化生、固摄经血
- 肾藏精，为先天之本——主司天癸的至竭和生殖

3. 病理
- 心神不宁、心血不足、心气虚衰——月经周期失调，不孕
- 肝疏泄失职、肝藏血不足——主司月经，孕育胎儿
- 脾失运化、脾不统血——经少，崩漏等
- 肾精亏虚——月经不调或闭经，不孕等

（二）五脏与脑

1. 生理
- 心主血，藏神
- 肝主疏泄，藏魂
- 肺主气，藏魄
- 脾藏意，为后天之本
- 肾藏精，为先天之本

→ 保证脑的功能：主宰生命活动；主精神意识；主感觉运动

2. 病理
- 心气虚衰
- 肾精亏虚
- 脾失运化
- 肝失疏泄
- 藏血不足

→ 脑髓不充、脑失所养、血瘀于脑 → 精神失常，中风昏厥，运动障碍等

（三）五脏与脉

1. 生理
- 心主血脉
- 肝主疏泄
- 肺主气、朝百脉
- 脾主统血
- 肾为五脏阴阳之本

→ 保证脉的柔韧、舒缩及血液的畅行

2. 病理
- 心气虚衰
- 脾气不足
- 肝失疏泄

→ 血脉拘急，血液溢出脉外

（四）五脏与骨、髓

1. 生理
- 脾主运化，为后天之本
- 肾为先天之本，藏精，精化髓，髓充骨

→ 骨骼健全，身体强壮

2. 病理
- 肾精亏虚
- 五脏精气不足

→ 骨骼发育迟缓，身体矮小

测试与考研栏——驰骋考场，成就高分能手

一、单项选择题

（一）A型题

1. 肝能促进脾胃运化功能的机理是

A. 调和气血　B. 调畅情志　C. 调畅气机　D. 调节血量

（中医综合A型题，2015，5题）

2. 下列各项中，对气机升降运动起枢纽作用的是

A. 肺主呼气，肾主纳气

B. 心火下降，肾水上济
C. 肝气主升，肺气主降
D. 脾气主升，胃气主降
（中医综合A型题，2015，6题）
3. 肝与脾在生理上的协调关系，主要表现为
A. 气机的升降 B. 血液的运行
C. 津液的代谢 D. 营卫的生成
（中医综合A型题，2020，4题）
4. 肝藏血与脾统血的共同生理功能是
A. 贮藏血液 B. 调节血量
C. 统摄血液 D. 防止出血
E. 化生血液
5. 与血液运行关系最密切的脏腑是
A. 肝、脾、肾 B. 心、肝、脾
C. 心、肺、肾 D. 心、肝、肾
E. 肺、脾、肾
6. 两脏关系主要表现在水液代谢和呼吸运动方面的是
A. 肺与脾 B. 心与脾
C. 肾与肺 D. 肾与肝
E. 肝与肺
7. 多出现气逆病变的脏腑是
A. 肺、脾、胃 B. 肝、胃、肺
C. 肺、脾、胆 D. 胃、肝、心
8. 以调节气机升降为主要作用的脏腑是
A. 肺与肾 B. 肾与肝
C. 脾与胃 D. 肝与肺
9. 下列各项，与血液和神志关系最密切的是
A. 心与肾 B. 心与脾
C. 心与肺 D. 心与肝
E. 肝与肾
10. 肝脾之间的生理关系是
A. 气机升降 B. 血液运行
C. 津液输布 D. 营卫生成
11. 与水液代谢关系最密切的脏腑是
A. 脾、胃、肝 B. 肝、胆、肾
C. 肝、肺、脾 D. 肺、肾、脾
E. 心、肾、肺
12. 与气的生成关系最密切的脏是
A. 心与脾 B. 肺与脾
C. 脾与肾 D. 肺与肝
E. 肺与心
13. 与气机调节关系最密切的脏是
A. 心与脾 B. 肺与脾
C. 脾与肾 D. 肺与肝
E. 肺与心
14. 与气虚关系最密切的脏腑是
A. 心与肺 B. 肺与脾
C. 肺与肾 D. 脾与胃
E. 肝与肺
15. 连结“肺主呼吸”和“心主血脉”的中心环节是
A. 经脉的相互连结
B. 气血的相互关系
C. 心主营、肺主卫之间的相互作用
D. 宗气的贯通和运行
E. 以上都不是
16. 全身气机调畅最重要的环节是
A. 肺主呼气，肾主纳气
B. 心火下降，肾水上升
C. 肝气主升，肺气主降
D. 脾气主升，胃气主降
E. 肺气宣发，亦主肃降
17. “肝肾同源”的主要依据是
A. 厥、少二阴之气相通
B. 相火同寄于肝肾
C. 肝肾同属于下焦
D. 精血相互生化
E. 肝肾之阴相通
18. 在脾胃的相互关系中，最根本的是
A. 脾燥胃湿，燥湿相济
B. 太阴湿土得阳始运，阳明燥土得阴自安
C. 胃主纳谷，脾主磨谷
D. 脾主升清，胃主降浊
E. 胃为水谷之海，脾为胃行其津液

（二）B型题

A. 心与肾 B. 心与肺
C. 肝与肾 D. 肺与脾
1. 体现气血互用关系的是
2. 体现精神互用关系的是
（中医综合B型题，2021，82～83题）

二、多项选择题

1. 下列各项中，属于肝与脾的生理联系的有
   A. 气的运行　B. 血液的运行
   C. 饮食的消化　D. 津液的生成
   （中医综合X型题，2013，123题）

2. 脾与胃的关系表现为
   A. 藏泄相济　B. 升降相用
   C. 燥湿相济　D. 纳运相济
   （中医综合X型题，2014，124题）

3. 心肾相交体现为
   A. 水火既济　B. 君相安位
   C. 精神互用　D. 精血互化
   （中医综合X型题，2015，123题）

4. 与“心与小肠相表里”相关的是
   A. 心与小肠在五行同属火
   B. 心经与小肠经相互络属
   C. 心经火盛，可移热于小肠
   D. 小肠热盛，可循经上炎于心
   （中医综合X型题，2015，124题）

5. 下列各脏腑中，在血液生成和运行方面密切配合的是
   A. 心与肺　B. 心与脾
   C. 心与肝　D. 肝与脾
   （中医综合X型题，2019，109题）

6. 肺与脾生理功能均有的是
   A. 宗气的生成　B. 津液的输布
   C. 血液的化生　D. 精的生成
   （中医综合X型题，2020，109题）

7. 下列选项中，体现肝肾两脏关系的是
   A. 水火既济　B. 燥湿相济
   C. 藏泄互用　D. 精血同源
   （中医综合X型题，2022，108题）

8. 心与肝的关系主要表现在哪些方面
   A. 消化　B. 血液运行
   C. 血液贮藏　D. 血液生成
   E. 神志活动

9. 肺与肾的关系主要表现在哪些方面
   A. 津液代谢　B. 血液运行
   C. 呼吸运动　D. 气机调节
   E. 阴液互资

10. 脾与肾的关系表现在哪些方面
    A. 先后天互资　B. 燥湿相济
    C. 水液代谢　D. 上下相应
    E. 精血互生

11. 肝与肾的关系可概括为
    A. 水火既济　B. 先后天互资
    C. 藏泄互用　D. 精血同源
    E. 阴阳承制

12. 脏与脏在血液方面关系密切的有
    A. 心与肝　B. 心与肾
    C. 肝与脾　D. 心与脾
    E. 脾与肺

13. 以下哪些不是表里关系
    A. 心与心包络　B. 肝与胆
    C. 肺与三焦　D. 肾与大肠
    E. 脾与胃

14. “乙癸同源”是指
    A. 肝肾同源　B. 精血同源
    C. 气血同源　D. 肝胆同源
    E. 津血同源

15. 男子精液的排泄与哪几脏关系密切
    A. 心　B. 肺　C. 肝
    D. 脾　E. 肾

16. 水谷精气的转输和布散依赖于
    A. 肝气的疏泄　B. 肺气的宣发
    C. 肾气的蒸化　D. 脾气的升清

17. 对肺通调水道具有调节作用的生理功能是
    A. 肝的疏泄功能　B. 肾的气化功能
    C. 脾的运化功能　D. 腠理的开合功能

18. 脏与腑相表里的主要依据是
    A. 经络循行线路阴阳相对
    B. 经络循行相互络属
    C. 生理、病理密切相关
    D. 解剖部位相邻或相通

19. “先天之本”与“后天之本”关系中最根本的是
    A. 肾的蒸化有助于气血的生成
    B. 脾胃运化依赖于肾的蒸化
    C. 肾的生理活动依赖于水谷精微的荣养
    D. 肾中精气的充盈依赖于水谷精微之培育

三、填空题

1. 脾为________之源，肺为________之器。（《医宗必读·痰饮》）

2. 肝生于______，肺藏于______，心部于______，肾治于______。（《素问·刺禁论》）

3. 肺为气之________，肾为气之________。肺主________气，肾主________气。（《类证治

裁·喘证》)

4. 食气入胃，散精于________，淫气于________。食气入胃，浊气归________，淫精于________。(《素问·经脉别论》)

5. 太阴湿土,________；阳明燥土,________。(《临证指南医案·卷二》)

四、名词解释

1. 心肾相交
2. 乙癸同源
3. 藏泄互用
4. 燥湿相济

五、简答题

1. 何谓“心肾不交”？
2. 如何理解“肺为气之主，肾为气之根”？
3. 如何理解“脾为生痰之源，肺为贮痰之器”？
4. 如何理解“肾者，胃之关也”？
5. 简述肺与肝的关系。
6. 简述心与肺的关系。
7. 简述心与小肠的关系。
8. 简述肺与大肠的关系。
9. 简述肾与膀胱的关系。
10. 简述肝与胆之间的关系。
11. 简述五脏与脑之间的关系。
12. 简述五脏与脉之间的关系。
13. 简述大肠传化糟粕的功能主要与哪些脏腑相关。

六、论述题

1. 试述心与脾之间的关系。
2. 试述心与肝之间的关系。
3. 试述心与肾之间的关系。
4. 试述肺与脾之间的关系。
5. 试述肺与肾之间的关系。
6. 试述肝与脾之间的关系。
7. 试述肝与肾之间的关系。
8. 试述脾与肾之间的关系。
9. 试述脾与胃之间的关系。
10. 试述五脏与女子胞之间的关系。

第三章　精气血津液神

第一节　精

板书与教案栏——浓缩教材精华，打破听记矛盾

一、人体之精的基本概念

- 精是人体生命的本原，是构成人体和维持人体生命活动的最基本物质
- 《素问·金匮真言论》："夫精者，身之本也。"
  - 狭义之精：专指繁衍后代的生殖之精
  - 广义之精：气、血、津液等人体一切精微物质
- 古代哲学精气学说以精或精气为构成宇宙万物的本原
- 人体之精是构成和维持人体生命活动的精微物质及生命繁衍的根源

二、人体之精的生成、贮藏与输泄

- 生成
  - 来源于
    - 先天之精——受之父母，先身而生。是构成人体胚胎和繁衍后代的基本物质
    - 后天之精——自然界吸入的清气、饮食物中摄取的营养精华、脏腑气化所生成的精微物质，又称水谷之精。是维持生命活动的精微物质
  - 关系
    - 人体之精以先天之精为本，并得到后天之精的不断充养
    - 先后天之精相互促进，相互辅助，如此人体之精才能充盈
- 贮藏：人体之精贮藏于脏腑、形体、官窍之中。肾所藏先天之精，作为生命本原，在胎儿时期便贮藏于肾中。后天之精则经由脾肺等输送到各脏腑，化为各脏腑之精，并将部分输送于肾中，以充养肾所藏的先天之精
- 《素问·上古天真论》："肾者主水，受五脏六腑之精而藏之。"
- 输泄形式：分藏于各脏腑，濡养脏腑，并化气以推动和调节其功能活动；化为生殖之精，排泄有度以繁衍生命

三、人体之精的功能

（一）繁衍生命

- 先天之精具有遗传功能，其在后天之精资育下所生成的生殖之精，具有繁衍生命的作用
- 生殖之精承载着生命遗传物质，是新生命的"先天之精"

（二）生长发育

- 人体之精是机体生长发育的物质基础
- 伴随肾中精气的盛衰，人体呈现生、长、壮、老、已的生命过程

（三）濡养作用

生理｛先天之精、后天之精｝充盛｛脏腑之精充盈、肾精充盛｝滋润濡养脏腑形体官窍，以发挥正常功能

病理
- 先天禀赋不足 / 后天之精化生障碍 → 肾精亏虚 / 五脏之精也衰 → 脏腑组织官窍失其濡养，则功能异常
- 表现
  - 肾精有损——生长发育迟缓或未老先衰
  - 肺精不足——呼吸障碍、皮毛干枯
  - 脾精不足——营养不良、气血衰少
  - → 各脏有关病理表现

（四）化生气血

- 精可转化为血，是血液生成的来源之一
  - 精足则血旺
  - 精亏则血虚
- 精作为精微的生命物质
  - 存在于脏腑组织中
  - 融合于血液中
- 生理
  - 先天之精化生先天之气
  - 水谷之精化生水谷精气
  - 肺吸入的自然界清气
  - → 一身之气——推动和调控人体的新陈代谢，维系生命活动
- 病理
  - 脏腑之精充盈，肾精充盛，化气充足——机体生命旺盛、身体健康、生殖功能正常、祛病延年
  - 脏腑之精亏虚，肾精衰少，化气不足——机体正气虚衰、抗病和生殖能力下降

（五）化神作用

精是神化生的物质基础
- 积精才能全神
- 精亏则神疲
- 精亡则神散

（六）抗邪作用

- 精足则正气盛，抗邪力强，不易受外邪侵袭
- 精虚则正气不足，抗邪力弱，易受外邪侵袭
- 精虚则无力驱邪，邪气潜伏，在一定条件下发病

测试与考研栏——驰骋考场，成就高分能手

一、单项选择题

（一）A型题

1. 中医精气神学说的“精”是指
   A. 先天之精　B. 水谷之精　C. 生殖之精　D. 肾中所藏之精　E. 以上都不是
2. 从自然界吸入的清气及饮食物中摄取的营养精华以及脏腑气化所生成的精微物质，称之为
   A. 先天之精　B. 后天之精　C. 肾精　D. 水谷之精　E. 生殖之精
3. 肾精化为生殖之精以施泄，依靠于
   A. 肾阳温煦　B. 肾阴凉润　C. 天癸促发　D. 脾胃运化　E. 肝气疏泄
4. 人体之精分藏于各脏腑，但主要贮藏于
   A. 肝　B. 心　C. 脾　D. 肺　E. 肾

（二）B型题

A. 先天之精　B. 后天之精　C. 二者均是　D. 二者均非

1. 脏腑之精的生成来源有
2. 生殖之精的生成来源有

A. 精　B. 气　C. 血　D. 津液　E. 神

3. 具有繁衍生命作用的是
4. 具有主宰生命活动功能的是

二、多项选择题

1. 人体之精的功能有
   A. 抗邪　B. 化血　C. 化气　D. 化神　E. 统摄

2. 人体之精的生成来源有
   A. 先天之精　B. 肾精
   C. 脏腑之精　D. 后天之精
   E. 生殖之精

三、填空题

1. 精是构成和维持人体生命活动的最基本物质，是人体生命的本原，故《素问·金匮真言论》说：“夫精者，身之________也。”
2.《灵枢·天年》认为人之始生，“以母为________，以父为________”。父母生殖之精相合，既孕育了生命，又转化为子代的先天之精。如《灵枢·决气》说：“两神相搏，合而成形，常先身生，是谓________。”
3. “肾者主水，受________之精而藏之。”（《素问·上古天真论》）
4. “肾者主蛰，封藏之本，________之处也。”《素问·六节藏象论》）

四、名词解释

1. 先天之精
2. 后天之精

五、简答题

1. 简述人体之精的生成来源有哪几个方面？
2. 简述人体之精的生理功能。

第二节　气

板书与教案栏——浓缩教材精华，打破听记矛盾

一、人体之气的基本概念

1. 气是人体内活力很强、运动不息的极细微物质，是构成人体和维持人体生命活动的基本物质
2. 人体之气：是一个具体的概念
   古代哲学的气：是一个极为抽象的概念，是宇宙的本原
3. 气在不同语境下表达不同的意义
   六气指风、寒、暑、湿、燥、火六种正常的气候变化；邪气指各种致病因素的统称；药物之气指药性等

二、人体之气的生成

- 生成之源：父母的先天之气，饮食物化生的水谷精气和自然界清气，通过肾、脾胃和肺等脏腑生理功能的综合作用而生成。《内经》称“人气”
  - 先天之气（元气）
    - 先天之精所化生的先天之气
    - 来源于父母的生殖之精结合成为胚胎
    - 人体之气的根本
    - 是生命活动的原动力
  - 后天之气（宗气）
    - 水谷精气——饮食水谷化生水谷精气
      水谷精气布散周身，成为人体之气的重要部分
    - 清气——来源于自然界
      依靠肺的呼吸和肾的纳气功能吸入体内，是生成人体之气的重要来源
- 相关脏腑功能
  - 肾为生气之根
    - 肾精充则元气足
    - 肾精亏则元气衰
  - 脾胃为生气之源——脾胃运化水谷精微，为化气之源
  - 肺为生气之主
    - 肺主呼吸之气，吸入自然界清气，呼出浊气
    - 肺将清气与水谷之气结合生成宗气

三、人体之气的运动与变化

（一）气机

1. 气机的概念——气的运动。

2. 气运动的基本形式与意义

人体之气运动的基本形式：升、降、出、入四种基本的运动形式

- 气机调畅
  - 升：气自下而上的运动
  - 降：气自上而下的运动
  - 出：气自内向外的运动
  - 入：气自外向内的运动
  - 气的运动通畅无阻
  - 气的升降出入协调平衡

气运动的意义：气的升降出入运动是人体生命活动的根本，一旦停息就意味着生命活动的终止。

3. 脏腑之气的运动规律

- （1）气的运动
  - 以脏腑经络为运动场所
  - 又是脏腑经络功能活动的具体体现
- （2）具体而言
  - 心肺在上，其气宜降
  - 肝肾在下，其气宜升
  - 脾胃居中，为升降之枢纽
  - 六腑气机是降中寓升
- （1）（2）→ 脏腑气机升降协调平衡是维持正常生命活动的关键
- （3）一般规律：升已而降、降已而升、升中有降、降中有升

4. 气运动失常的表现形式

- 气机失调
  - 含义：气的运动阻滞、升降出入运动之间平衡失调，称为“气机失调”
  - 表现
    - 气机不畅——气的运行受阻而不畅通
    - 气滞——气机受阻较甚，局部阻滞不通
    - 气逆——气的上升太过或下降不及
    - 气陷——气的上升不及或下降太过
    - 气脱——气的外出太过而不能内守
    - 气闭——气不能外达而郁结闭塞于内

（二）气化

- 概念：气的运动所产生的各种变化，在人体具体表现为精、气、血、津液等生命物质的生成及其相互转化过程
- 气化的形式：体内精、气、血、津液各自的代谢及其互相转化，是气化的基本形式
- 《素问·阴阳应象大论》：“味归形，形归气；气归精，精归化；精食气，形食味；化生精，气生形……精化为气。”
- 例如
  - 精的生成：先天、后天之精的化生
  - 精化成气：先天之精化生元气、后天之精化生谷气
  - 同源互化：精与血、津液与血等
  - 津液的化生与其化汗化尿等

（三）气机和气化的关系

- 气化强调气的变化，基本形式是生命物质的新陈代谢
- 气机强调气的运动，基本形式是脏腑之气的升降出入
- 气化以气机为前提和依据
- 气化过程由气的升降出入运动所产生和维持

四、人体之气的功能

（一）推动作用

- 生理表现
  1. 激发和促进人体的生长发育与生殖功能
  2. 激发和促进各脏腑经络的生理功能
  3. 激发和促进精、血、津液的生成与运行
  4. 激发和兴奋精神活动

病理表现
- 1. 机体的生长发育迟缓或早衰
- 2. 脏腑经络组织的生理功能减退
- 3. 血液、津液的生成、运行和排泄障碍

（二）温煦作用

- 生理表现：人体的体温维持恒定；各脏腑、经络等组织器官正常的生理活动；血和津液等液态物质正常的循环运行、输布、排泄
- 病理表现
  - 阳气不足见虚寒性病变
  - 畏寒喜暖、四肢不温、体温低下，脏腑生理活动减弱，精血津液代谢减弱、运行迟缓

（三）防御作用

- 生理表现
  - 气能护卫肌表，防御外邪入侵，驱除侵入人体内的病邪
  - "正气存内，邪不可干"（《素问·遗篇·刺法论》）
- 病理表现
  - 机体御邪能力下降，邪气易于入侵而发生疾病，患病后难以速愈
  - "邪之所凑，其气必虚"（《素问·评热病论》）

（四）固摄作用

- 概念：气的固摄作用，指气对体内液态物质的固护、统摄和控制，不使其无故丢失的作用
- 生理表现：固摄血液，可使血液循脉而行，防止其溢出脉外；固摄汗液、尿液、唾液、胃液、肠液等，防止其丢失；固摄精液，防止妄泄——控制其分泌排泄量，以防止其无故流失
- 病理表现：气不摄血，可导致各种出血；气不摄津，可导致自汗、多尿，或小便失禁、流涎、泛吐清水、泄泻滑脱；气不固精，可出现遗精、滑精和早泄；气虚而冲任不固，可出现小产、滑胎等

（五）中介作用

- 含义：气的中介作用，指气感应传导信息，以维系机体整体联系的作用。气是感应传递信息之载体
- 表现：外在信息感应和传递于内脏，内脏的各种信息反映于体表，内脏各种信息的相互传递

五、人体之气的分类

- 根据：气的生成来源、分布部位及功能特点不同，有其各自的名称
- 分类
  - 人身之气
  - 元气、宗气、营气、卫气
  - 脏腑之气、经络之气

（一）元气

1. 含义
   - 元气又称原气、真气、真原之气
   - 是人体最基本、最重要的气，是人体生命活动的原动力

2. 来源与生成：元气由肾中精气所化生，又赖后天水谷之精气不断充养而成。
   - 元气的盛衰主要决定于先天禀赋、后天饮食调养、锻炼、劳作、精神、疾病等因素
   - 先天禀赋不足的人通过饮食调养与锻炼，可补先天之不足，使元气逐渐充盛；先天禀赋壮实，元气充足的人，可由过劳、饥饱失常、疾病等因素导致元气不足

3. 循行与分布
   - 元气通过三焦运行全身
   - "三焦者，原气之别使也，主通行三气，经历于五脏六腑"《难经·六十六难》
   - 内至五脏六腑，外至肌肤腠理，无处不到以发挥其生理功能

4. 主要生理功能
   - 推动和调节人体的生长发育和生殖功能
   - 推动和调控各脏腑、经络、形体、官窍的生理活动

5. 病理表现：因先天禀赋不足，或因后天失调，或因久病损耗，以致元气的生成不足或耗损太过时，就会形成元气虚损而产生种种病变

（二）宗气

1. 含义：指由呼吸清气与水谷精气所化生而聚于胸中之气。宗气在胸中积聚之处，《灵枢·五味》称为“气海”，又名“膻中”。

2. 来源与生成
   - 宗气是由脾胃化生之水谷精气与肺吸入的自然界清气相合而成
   - 肺和脾胃在宗气形成过程中发挥着重要作用，二者的功能正常与否，直接影响着宗气的盛衰
   - 肺又是宗气形成和聚集的场所，肺功能的常变与宗气的关系尤为密切

3. 循行与分布
   - 其向上出于肺，循喉咙而走息道，推动呼吸
   - 贯注心脉，推动血行
   - 沿三焦向下蓄于丹田，经足阳明注入气街，下行于足，以资先天元气

《灵枢·刺节真邪》：“宗气留于海，其下者注于气街；其上者走于息道。”

《灵枢·邪客》：“宗气积于胸中，出于喉咙，以贯心脉而行呼吸焉。”

4. 主要生理功能
   - （1）行呼吸
     - 生理功能：宗气上走息道，能促进肺的呼吸运动，故凡言语、声音、呼吸的强弱，均与宗气盛衰有关
     - 病理表现：如宗气不足，可出现呼吸微弱，语声低微等症状
   - （2）行气血
     - 生理功能：宗气贯注于心肺之脉，协助心脏推动血液的运行，并影响人的视、听、言、动，肢体的活动和寒温等
     - 病理表现：宗气不足可出现心动异常、血行缓慢、身体倦怠、四肢不温、运动不灵、脉来急躁或节律失常等症状
     - 虚里穴
       - 左乳下，心尖搏动处，以此处的搏动来测知宗气的盛衰
       - 搏动正常——宗气充盛
       - 搏动躁急，应衣而动——宗气大虚
       - 搏动消失——宗气亡绝
   - （3）资先天元气
     - 沿三焦下行至脐下丹田，以资先天元气
     - 再以三焦为通道，元气自下而上运行，散布于胸中，以助后天之气

（三）营气

1. 含义
   - 指由饮食水谷所化生的精气，行于脉内，具有化生血液、营养周身的功能
   - 因其与血共行于脉中，关系密切，故常“营血”并称

2. 来源与生成
   - 营气与卫气相对而言属阴，故又称“营阴”
   - 营气来自于脾胃运化的水谷精气，由水谷精微中精华部分化生而成

3. 循行与分布
   - 分布于血脉之中，成为血液的组成部分，而循脉上下，营运于全身
   - 《素问·痹论》：“荣者，水谷之精气也，和调于五脏，洒陈于六腑，乃能入于脉也。故循脉上下，贯五脏，络六腑也。”

4. 主要生理功能
   - 化生血液：营气与津液调和，共注脉中、化成血液，维持血液充盈
   - 营养全身：《灵枢·营卫生会》：“此所受气者，泌糟粕，蒸津液，化其精微，上注于肺脉，乃化而为血，以奉生身，莫贵于此，故独得行于经隧，命曰营气。”

（四）卫气

1. 含义
   - 指由饮食水谷所化生的悍气，行于脉外。卫气具有温煦皮肤、腠理、肌肉，司汗孔开合与护卫肌表，抗御外邪的功能。与营气相对而言属阳，又称“卫阳”

2. 来源与生成
   - 卫气来源于水谷精微中慓悍之气。它的特点是“慓疾滑利”
   - 循行与分布：卫气行于脉外，不受脉道约束，外至皮肤肌腠，内达胸腹脏腑。《素问·痹论》说：“其气慓疾滑利，不能入于脉也，故循皮肤之中，分肉之间，熏于肓膜，散于胸腹。”

3. 主要生理功能：卫气有防御外邪、温养全身和调节腠理的生理功能。

（1）防御外邪
- 生理功能：卫气能防御外邪入侵，又可驱邪外出
- 病理表现：卫气不足时，人体肌表失于固护，防御功能低下，易被外邪侵袭

（2）温养全身
- 生理功能：卫气可维持体温的恒定，维持脏腑进行生理活动适宜的温度条件。温养肌肉皮毛使之充实滑润
- 病理表现：温养功能减弱，易受风寒湿等邪气侵袭而出现寒性病变。卫气在局部运行受阻，郁积化热，可出现热性病变

（3）调节腠理
- 生理功能：卫气根据人体活动的需要，通过控制汗孔开合和汗液代谢来调节体温相对恒定，维持人体内外环境的平衡
- 病理表现：汗孔开合失职出现无汗、多汗或自汗等病理现象

附　营气和卫气的关系

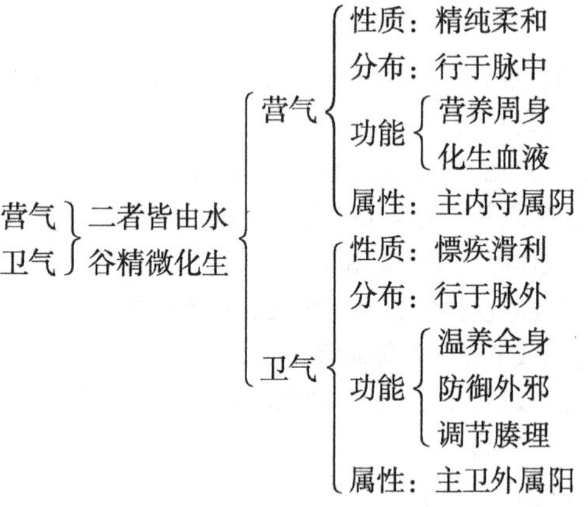

营卫之间必须协调，不失其常，才能发挥正常的生理功能。若营卫失和，则可出现恶寒发热，无汗或汗多，“昼不精，夜不瞑”，以及抗邪能力低下而易于感冒等

（五）脏腑之气

含义
- 脏腑之气是全身之气的组成部分。一身之气分布到某一脏腑，即成为某一脏腑之气
- 脏腑之气分为脏气、腑气；脏气又可进一步分为心气、肺气、脾气、肝气、肾气等

功能：脏腑之气推动和激发脏腑的生理活动，某一脏腑的生理功能即某一脏腑之气运动的具体体现

（六）经络之气

含义
- 经络之气是全身之气的组成部分。一身之气分布到某一经络，即成为某一经络之气
- 经络之气分为经气、络气；经气又可进一步分为手太阴肺经之气、足阳明胃经之气等

功能：经络之气推动和激发经络的生理活动，某一经络的生理功能即某一经络之气的运动的具体体现

测试与考研栏——驰骋考场，成就高分能手

一、单项选择题

（一）A型题

1. 下列各项中，与血液运行和呼吸运动有关的是
   A. 宗气的盛衰　　B. 卫气的盛衰
   C. 肾气的盛衰　　D. 脾气的盛衰
   （中医综合A型题，2013，6题）

2. 下列各项中，对气机升降运动起枢纽作用的是
   A. 肺主呼气，肾主纳气
   B. 心火下降，肾水上济
   C. 肝气主升，肺气主降
   D. 脾气主升，胃气主降
   （中医综合A型题，2015，6题）

3. “分肉解利，皮肤调柔，腠理致密”（《灵枢·本脏》）的生理基础是
   A. 元气充　　B. 卫气和
   C. 宗气足　　D. 营气盛
   （中医综合A型题，2015，7题）

4. 具有助心行血作用的是
   A. 宗气　　B. 营气
   C. 卫气　　D. 元气

（中医综合A型题，2016，6题）

5. 气的推动作用减弱会出现的是
A. 早衰　B. 畏寒
C. 自汗　D. 出血
（中医综合A型题，2018，5题）

6. 依据《灵枢·营卫生会》，“昼精而夜瞑”主要依赖于
A. 宗气的功能　B. 卫气的功能
C. 中气的功能　D. 元气的功能
（中医综合A型题，2019，5题）

7. 气化的基本形式是
A. 气机的升降出入运动
B. 脏腑功能的激发和维系
C. 气血津液的运行布散
D. 生命物质的新陈代谢
（中医综合A型题，2020，5题）

8. 卫气的分布特点是
A. 熏于肓膜，散于胸腹
B. 上走息道，下注气街
C. 和调于五脏，洒陈于六腑
D. 以三焦为通道，流经五脏六腑
（中医综合A型题，2021，5题）

9. 推动人体生长发育及脏腑功能活动的气是
A. 元气　B. 宗气
C. 营气　D. 卫气
E. 中气

10. 患者自汗、多尿、滑精，是气的何种作用失常所致
A. 推动　B. 温煦
C. 防御　D. 固摄
E. 气化

11. 水谷精微中慓悍滑利的部分化生之气称为
A. 真气　B. 卫气
C. 营气　D. 元气
E. 宗气

12. 气机升降出入的枢纽是
A. 肝、肺　B. 肺、肾
C. 脾、胃　D. 肝、胆
E. 心、肾

13. 人体最基本、最重要的气是
A. 元气　B. 宗气
C. 营气　D. 卫气
E. 以上都不是

14. 荣气是指
A. 营气　B. 中气
C. 元气　D. 宗气
E. 卫气

15. 具有慓疾滑利特性的是
A. 营气　B. 中气
C. 元气　D. 宗气
E. 卫气

16. 宗气的积聚之处为
A. 气海　B. 心
C. 气街　D. 肺
E. 心

17. 元气分布于
A. 全身　B. 气海
C. 脉内　D. 脉外
E. 肾

18. 气化是指
A. 气的升降出入运动
B. 气的温煦作用
C. 气的推动作用
D. 体内精、气、血、津液等物质各自的新陈代谢及相互转化
E. 气的温煦作用使脏腑功能发挥正常作用

19. 气机是指
A. 气的升降　B. 气的变化
C. 气的运动　D. 气的出入
E. 气的升降出入

20. 气机升降之根本是
A. 脾胃　B. 肝肾　C. 肺肾
D. 肾　E. 肝胆

21. 人体中很强的运行不息的精微物质是
A. 精　B. 气　C. 血
D. 津　E. 液

22. 一身之气的生成与哪些脏腑关系最为密切
A. 心肝脾　B. 心肺肾
C. 脾肺肾　D. 肝脾肾
E. 心脾肾

23. 维持人体相对恒定的体温，属于气的哪项功能
A. 推动　B. 温煦　C. 凉润
D. 防御　E. 中介

24. 对血运和呼吸运动均有推动作用的是
A. 心气　B. 宗气
C. 脾气　D. 卫气

E. 营气

25. 称为“水谷之悍气”的是

A. 谷气　B. 清气

C. 宗气　D. 营气

E. 卫气

26. 人体生长发育迟缓，责之于气的哪项功能减退

A. 凉润　B. 中介

C. 推动　D. 防御

E. 固摄

27. 下列各项，与机体易感外邪的原因密切相关的是

A. 气的推动功能减弱

B. 气的温煦功能减弱

C. 气的营养功能减弱

D. 气的固摄功能减弱

E. 气的防御功能减弱

28. 与语言、呼吸、心搏强弱有关的气是

A. 卫气　B. 宗气

C. 营气　D. 中气

E. 元气

（二）B型题

A. 生命活动的原动力　B. 营养作用

C. 防御作用　D. 固摄作用

E. 贯心脉行呼吸

1. 宗气的作用是

2. 营气的作用是

A. 生命活动的原动力

B. 司毛孔开合，调节体温

C. 化生血液作用

D. 营养作用

E. 贯注心脉，运行气血

3. 卫气的作用是

4. 元气的作用是

二、多项选择题

1. 宗气的分布部位有

A. 蓄于丹田，注于气街

B. 积于气海，散于脘腹

C. 积聚于胸中

D. 贯注于心肺之脉

（中医综合X型题，2013，125题）

2. 下列各项中，与气的温煦作用相关的有

A. 体温的恒定　B. 血液的运行

C. 津液的输布　D. 脏腑的功能

（中医综合X型题，2013，126题）

3. 气机失调可表现为

A. 气逆　B. 气虚

C. 气陷　D. 气脱

（中医综合X型题，2014，129题）

4. 属于气的防御作用的是

A. 护卫肌表　B. 振奋中气

C. 驱邪外出　D. 激发阳气

（中医综合X型题，2016，125题）

5. 下列各项中属六腑气机运动规律的是

A. 以降为顺　B. 以升为用

C. 升中寓降　D. 降中寓升

（中医综合X型题，2017，107题）

6. 下列各项中，属于卫气功能失常表现的是

A. 汗出异常　B. 血行障碍

C. 寤寐异常　D. 发育障碍

（中医综合X型题，2017，110题）

7. 宗气不足可导致

A. 语声低微　B. 呼吸气粗

C. 血行瘀滞　D. 视听功能减弱

（中医综合X型题，2018，110题）

8. 关于卫气作用正确的是

A. 熏于肓膜，散于胸腹

B. 慓疾滑利

C. 温分肉，充皮肤，肥腠理

D. 洒陈于五脏，和调于六腑

（中医综合X型题，2019，110题）

9. 气的功能有

A. 推动作用　B. 温煦作用

C. 防御作用　D. 固摄作用

E. 中介作用

10. 与气的生成有关的脏腑是

A. 心　B. 肾

C. 脾胃　D. 肺

E. 肝

11. 气的生成来源是

A. 自然界清气　B. 宗气

C. 先天之精　D. 水谷之精气

E. 血

12. 宗气分布于

A. 胸中　B. 心脉

C. 肌表　D. 气街

E. 肓膜

13. 宗气的生成来源有
A. 自然界清气　B. 营气
C. 先天之精　D. 水谷之精气
E. 血
14. 宗气的生理功能是
A. 生命活动的原动力　B. 走息道司呼吸
C. 化生血液作用　D. 营养作用
E. 贯注心脉，运行气血
15. 卫气的生理功能是
A. 护卫肌表
B. 推动脏腑的生理功能
C. 调节腠理开合
D. 温养脏腑
E. 维持体温的相对恒定
16. 元气的功能是
A. 激发和温煦各脏腑的生理功能
B. 推动人体的生长发育
C. 护卫肌表，防御外邪入侵
D. 温养脏腑、肌肉、皮毛
E. 贯心脉以行气血
17. 下列属于气的运动失调的是
A. 心气不足　B. 肺气上逆
C. 脾气下陷　D. 肝气郁结
E. 肾不纳气
18. 下列属于气机失调的是
A. 气滞　B. 气逆
C. 气陷　D. 气结
E. 气闭
19. 人体之气的生成充足与哪些脏腑的生理功能密切相关
A. 心　B. 脾　C. 肺
D. 肾　E. 胃
20. 与宗气生理功能相关的方面有
A. 呼吸　B. 语言　C. 发声
D. 心律　E. 生殖
21. 卫气的生理功能有
A. 防卫　B. 营养　C. 温养
D. 调控腠理　E. 化生血液

三、填空题

1. “故谷不入，半日则________，一日则________。”（《灵枢·五味》）
2. “出入废则神机化灭、升降息则________。故非出入，则无以________；非升降，则无以________。是以升降出入，无器不有。”（《素问·六微旨大论》）
3. “百病生于________也。”（《素问·举痛论》）
4. 气运动的基本形式为________、________、________、________。
5. 气具有非常重要的作用，《难经·八难》说：“________，人之根本也。”（《类经·摄生类》）说：“人之有生，________。”
6. ________为元气运行的通道。
7. “三焦者，________之别使也，主通行三气，经历于五脏六腑。”（《难经·六十六难》）
8. “宗气积于________中，出于________，以贯________，而行呼吸焉。”（《灵枢·邪客》）

四、名词解释

1. 气
2. 元气
3. 宗气
4. 营气
5. 卫气
6. 气机失调
7. 气闭
8. 气海

五、简答题

1. 简述气的生成与脏腑的关系。
2. 简述气机失调的表现形式。
3. 简述什么是气化？
4. 简述气的固摄作用。气的固摄作用主要体现在哪些方面？
5. 简述人体之气温煦作用的主要表现。

六、论述题

1. 气的生理功能有哪些？
2. 人体之气的分类有哪些？其各自的功能是什么？
3. 试述元气和宗气的生成、分布和功能。
4. 试述营气和卫气的生成、分布和功能。
5. 试述营气、卫气的区别与联系。

第三节 血

板书与教案栏——浓缩教材精华，打破听记矛盾

一、血的基本概念

血 {红色液态物质；循行于脉中；营养滋润作用} 是构成人体和维持人体生命活动的基本物质之一

脉——血液运行的管道，又称“血府”。脉具有运行血液的作用

离经之血——即为出血

在某些因素作用下，血液不能在脉内循行而溢出脉外，由于离经之血离开了脉道，失去了其发挥作用的条件

瘀血——因某种原因血液在脉中运行迟缓涩滞，停积不行或离经之血不能及时排出消散而形成瘀血，丧失了血的生理功能

二、血的生成

（一）物质基础

水谷之精：水谷精微是化生血液的最基本物质

饮食物经脾胃的腐熟运化，转化为水谷精微，再进一步转化为营气与津液，营气与津液注于脉中，经气化作用，转化为血

《灵枢·决气》说：“中焦受气取汁，变化而赤，是谓血。”

肾精、髓：肾精是生成血液的原始物质

肾精充足，可化为肝血以充实血液

（二）相关脏腑功能

1. 脾胃：脾胃为血液的生化之源
   - 生理功能：营气和津液是血液化生的主要物质基础，而营气和津液是脾胃运化转输饮食水谷精微所产生的，故称脾胃为“气血化生之源”、“后天之本”
   - 脾胃腐熟运化功能之强弱，直接影响着血液的化生
   - 病理表现：中焦脾胃虚弱，运化失职，化源不足，可以引起血虚。脾胃功能强健，但饮食质量低劣，或摄入量不足，亦可引起血液生化不足形成血虚
2. 心肺：脾胃运化水谷精微所产生的营气和津液，经脾转输至心肺，与肺吸入的清气相结合，贯注心脉，在心气的作用下化赤而为血
3. 肾肝：肝肾两脏与精化血密切相关
   - 生理功能：肾藏精，精能化血，肾精充足，血液化生有源
     肝藏血，精血同源，与血液的化生密切相关
   - 病理表现：肾精不足，或肾不藏精，则往往导致血液生成亏少

三、血的运行

（一）影响血液运行的因素

- 气
  - 推动——使血液运行不息
  - 温煦——保持一定的速度
  - 固摄——控制血行脉中，防止出血
  - 取决于气的推动、温煦、固摄作用——协调平衡
- 脉道通畅无阻——约束和引导血行
- 血液的清浊状态——无痰浊瘀阻则血行畅利
- 病邪的影响——防止寒、火热、痰浊等病邪的影响

（二）相关脏腑功能

生理功能：血液的正常运行，主要与心、肺、肝、脾等脏的功能密切相关。

- 心主血脉——血液运行的主要动力，心气充沛，血行有力
  血液靠心气的推动，才能在脉管中沿一定方向循行
- 肺
  - 主一身之气——通过气的升降出入运动而推动血液运行至全身
  - 与宗气的生成密切相关——宗气“贯心脉以行气血”
  - “朝百脉主治节”——肺气可辅助心脉推动血液运行
- 脾主统血——统摄血液沿脉而行，使其不至于溢于脉外
- 肝主藏血——防止血溢脉外，防止出血

病理表现：血液的正常循行要在心、肺、脾、肝等脏腑相互配合下进行，
其中任何一个脏腑功能失调，都会引起血行失常。

- 心气不足——血运无力，可形成血瘀
- 肺气不足——宣降失司，可形成血瘀
- 脾气虚弱——统摄无力，可形成多种出血病证
- 肝失疏泄——肝气上逆，可致出血
- 肝气郁结——可致瘀血

四、血的生理功能

- 濡养：血具有营养和滋润全身的生理功能
  《难经·二十二难》说：“血主濡之。”
  《素问·五脏生成》说：“肝受血而能视，足受血而能步，掌受血而能握，指受血而能摄。”
- 化神：血是机体精神活动的主要物质基础
  - 生理表现：精神充沛、神志清晰、感觉灵敏、思维敏捷、活动自如，《灵枢·平人绝谷》说：“血脉和利，精神乃居。”
  - 病理表现：精神疲惫、健忘、失眠、多梦、烦躁、惊悸，甚至神志恍惚、谵妄、昏迷等

	面色	皮肤	肌肉	毛发
生理表现	面色红润	肌肤润泽	肌肉壮实	毛发润泽
病理表现	面色不华或萎黄	肌肤干燥	肌肉消瘦	毛发干枯

测试与考研栏——驰骋考场，成就高分能手

一、单项选择题

（一）A型题

1. 下列各项，在血液运行中起关键作用的是
   A. 心血充盈　B. 脉道通利
   C. 心气充沛　D. 心神安宁
   E. 心阳亢盛

2. 下列各项，与血的化生没有直接关系的脏腑是
A. 肝 B. 脾 C. 肾
D. 心 E. 肺
3. 人体精神活动的物质基础是
A. 肾精 B. 卫气 C. 血
D. 津液 E. 元气
4. 血液的功能是
A. 防御外邪 B. 温煦脏腑
C. 调节体温 D. 营养和滋润
E. 运行气血
5. 与血液化生无关的是
A. 肾精 B. 卫气
C. 营气 D. 津液
E. 水谷精微
6. 具有“壅遏营气，令无所避”功能的是
A. 脾 B. 心 C. 脉
D. 气 E. 三焦
7. 血虚引起气虚病变的理论根据是
A. 气能生血 B. 气能行血 C. 气为血帅
D. 血能养气 E. 血能载气
8. 与血液运行关系最密切的脏腑是
A. 心肝脾肾 B. 心肝脾肺
C. 心肺脾肾 D. 心肺肝肾
E. 肺脾肝肾

（二）B型题

A. 怒 B. 喜 C. 思
D. 悲 E. 恐

1.《素问·调经论》说：“血有余”，则
2.《素问·调经论》说：“血不足”，则

A. 心 B. 脾
C. 二者均是 D. 二者均非

3. 与血液化生相关的脏腑，包括
4. 与津液化生相关的脏腑，包括

二、多项选择题

1. 下列各项中，可形成血瘀的有
A. 血热 B. 血寒
C. 气滞 D. 气虚
（中医综合X型题，2014，128题）
2. 化生血液的物质根底是
A. 水谷精微 B. 肾精
C. 元气 D. 宗气
（中医综合X型题，2016，124题）
3. 下列各组脏腑中，与血液生成和运行密切相关的是
A. 心肺 B. 心脾 C. 心肝
D. 肝脾 （中医综合X型题，2019，109题）
4. 与血的生成和运行皆有关的脏腑是
A. 肾 B. 肺 C. 脾
D. 心 （中医综合X型题，2021，110题）
5. 血的生成来源是
A. 水谷精微 B. 营气
C. 胃气 D. 肾精
E. 津液
6. 与血液的生成有关的脏腑是
A. 肝 B. 心 C. 脾
D. 肺 E. 肾
7. 血液的正常循行的条件是
A. 脉道是否通利 B. 血液是否充盈
C. 脏腑功能是否正常 D. 津液是否充足
E. 以上均正确
8. 影响血液运行的因素有
A. 邪气的入侵 B. 脉道的畅通
C. 气的推动 D. 气的温煦
E. 气的固摄
9. 与血液正常运行密切相关的脏腑有
A. 肝 B. 心 C. 脾
D. 肺 E. 肾

三、填空题

1. “人之所有者，________与________耳。”（《素问·调经论》）
2. “中焦________，变化而赤，是谓________。”中焦脾胃受纳、运化饮食水谷，吸收精微物质，即所谓“汁”，包含营气和津液，两者进入脉中，变化而成红色的血液。（《灵枢·决气》）
3. 血液具有________和________两大生理功能。
4. ________是血液运行的管道，故称为“________”。

四、名词解释

1. 血
2. 瘀血

五、简答题

1. 简述影响血液运行的因素。
2. 血的生理功能有哪些？其各自的作用是什么？

六、论述题

血液的生成、运行与哪些脏腑相关？

第四节　津　　液

板书与教案栏——浓缩教材精华，打破听记矛盾

一、津液的基本概念

- 含义：是体内一切正常水液的总称
  - 包括各脏腑形体官窍的内在液体及其正常的分泌物
  - 如胃液、肠液、涕、泪、涎、唾、汗、尿等，是构成人体和维持生命活动的基本物质
- 津液的异同
  - 同：同源于水谷精微，均赖脾胃运化而生成
  - 异
    - 津
      - 性状：质地较清稀、流动性大
      - 分布：体表皮肤、肌肉、孔窍、血脉
      - 作用：滋润
    - 液
      - 性状：质地较稠厚、流动性小
      - 分布：骨节、脏腑、脑、髓
      - 作用：濡养
    - 二者在运行代谢过程中可相互补充、相互转化，津液并称
    - 有不同的含义，病理上相互影响，伤津与脱液程度不同

二、津液的生成、输布和排泄

津液的生成、输布和排泄的简要概括：《素问·经脉别论》曰："饮入于胃，游溢精气，上输于脾，脾气散精，上归于肺，通调水道，下输膀胱，水精四布，五经并行。"其是由众多脏腑共同参与的复杂的生理过程。

（一）津液的生成

- 饮入于胃：胃主受纳腐熟，"游溢精气"，吸收水谷中部分精微
- 小肠泌别清浊：吸收饮食物中大部分营养物质和水分，并将糟粕下输于大肠
- 大肠主津：吸收饮食物残渣中的水液，使残渣形成粪便排出体外

→ 胃、小肠、大肠吸收的水分及精微物质，一起上输于脾，通过脾气散精的作用而布散全身

（二）津液的输布

主要依靠脾、肺、肾、肝和三焦等脏腑的综合作用来完成。

1. 脾气散精：脾主运化水谷精微，通过其转输作用
   - （1）将津液上输于肺，由肺的宣发和肃降，使津液输布全身而灌溉脏腑、形体和诸窍
   - （2）直接将津液向四周布散至全身，即脾有"灌溉四傍"之功能，即《素问·太阴阳明论》所说的"脾主为胃行其津液"的作用
2. 肺通调水道而行水：肺主行水，通调水道，为水之上源。肺接受从脾转输来的津液之后
   - （1）通过宣发作用将津液输布至人体上部和体表
   - （2）通过肃降作用，将津液输布至人体下部形体以及肾和膀胱
3. 肾主水：肾对津液输出起着主宰作用。

《素问·逆调论》曰："肾者水脏，主津液。"

（1）肾气、肾阴、肾阳的作用
- 胃"游溢精气"
- 脾的散精
- 肺的通调水道
- 小肠的泌别清浊等

→ 作用的动力，推动着津液的输布

（2）肾阳的蒸腾气化作用下 { 分清、别浊 } 清者蒸腾，经三焦上输于肺而布散于全身，浊者化为尿液注入膀胱

4. 肝主疏泄
- 气机调畅，气行则津行，促进了津液的输布环流
- 肝失疏泄则产生痰饮、水肿及痰气互结的梅核气、瘿瘤、鼓胀等病证

5. 三焦决渎
- “决渎之官”，是津液在体内流注、输布的通道
- 三焦水道不利，导致水液停聚，发为多种病证

（三）津液的排泄：主要涉及肺、脾、肾三脏

津液的排泄
- 汗液、呼气 —— 肺
  - 肺气宣发，输精于皮毛，经气的蒸腾激发形成汗液排出
  - 肺主呼吸，呼出水气
- 尿
  - 肾气蒸化，生成尿液
  - 肾气推动激发作用下排出体外
  - 肾气的固摄作用，使尿液不致溢出
- 粪：大肠传化糟粕，带走一部分水分。脾与大肠传导糟粕的能力密切相关

综上所述，津液的生成、输布与排泄的过程，需多个脏腑共同参与，其中尤以肺、脾、肾三脏为要。《景岳全书·肿胀》说：“盖水为至阴，故其本在肾；水化于气，故其标在肺；水惟畏土，故其制在脾。”

若三脏中任何一脏功能失调，都可影响津液的代谢过程，引起津液生成不足，环流及排泄障碍，水液停滞或津液大量丢失等病理改变。

三、津液的生理功能

（一）滋润濡养
- 津的质地清稀——滋润作用较为明显；液的质地较为稠厚——营养作用较为明显
- 布散于肌表——滋养肌肤毛发
- 流注于孔窍——滋养和保护眼、鼻、口等
- 灌注于脏腑——滋养内脏
- 渗入于骨髓则充养骨髓、脑髓和脊髓等
- 流于关节——对关节屈伸起着润滑作用

（二）充养血脉
- 津液渗入血脉，化生血液，并起着濡养和滑利血脉的作用
- 津液和血液都来源于水谷精气，两者相互资生，相互转化，相互影响
- 故有“津血同源”之说

测试与考研栏——驰骋考场，成就高分能手

一、单项选择题

（一）A型题

1. 在津液代谢中起主要作用的是
   A. 肾之蒸腾气化　B. 肺之通调水道
   C. 脾之运化水液　D. 小肠之分清泌浊
   （中医综合A型题，2014，7题）

2. 津液在体内流注输布的通道是
   A. 经络　B. 腠理
   C. 三焦　D. 脉道
   （中医综合A型题，2016，7题）

3. “肾者，胃之关也。”（《素问·水热穴论》）的含义是
   A. 肾阳促进脾胃的运化功能
   B. 肾气的固摄主司二便的排泄
   C. 肾为封藏之本，主司精的藏泄
   D. 肾的蒸腾气化主司尿液生成与排泄
   （中医综合A型题，2021，4题）

4. 津液主要来源于
   A. 血　B. 宗气
   C. 营气　D. 水谷精微
   E. 元气

5. 机体一切正常水液的总称为
   A. 血　B. 阴液
   C. 津　D. 液
   E. 津液

6. 下列不属于津液的是
   A. 唾液　B. 血液
   C. 胃液　D. 泪液

E. 以上均不是

7. 津停气阻是指

A. 气虚无力行津　B. 津液亡失，气无所依
C. 气虚津液生成不足　D. 气的运行不畅
E. 水湿停留，气机阻滞

8. 布散于体表，渗入血脉之内，起滋润作用的是

A. 气　B. 水　C. 精
D. 津　E. 液

9. “吐下之余，定无完气”说明哪一项病理变化

A. 气血两虚　B. 气随血脱
C. 气不化水　D. 气不摄血
E. 气随津脱

10. “夺汗者无血，夺血者无汗”说明哪两者之间的密切关系

A. 气与津液　B. 气与血
C. 血液与精　D. 血液与津液
E. 以上都不是

11. 与津液的生成最为密切相关的脏腑是

A. 脾肺　B. 脾胃　C. 脾肾
D. 肠胃　E. 肺肾

12.《素问·厥论》中称“为胃行其津液者”，是指

A. 肝　B. 肺　C. 肾
D. 脾　E. 三焦

13. 对津液输布代谢的影响最为重要的腑是

A. 胃　B. 小肠　C. 膀胱
D. 大肠　E. 三焦

14. 与津液代谢关系最为密切的是哪一组脏腑

A. 心肝肾　B. 心脾肾
C. 脾肝肾　D. 脾肺肾
E. 脾胃肾

15. 下列各项，不属津布散部位的是

A. 皮肤　B. 肌肉　C. 孔窍
D. 血脉　E. 脑髓

16. 对津液代谢起主宰作用的脏是

A. 心　B. 肺　C. 脾
D. 肝　E. 肾

17. 津液输布的主要通道是

A. 血府　B. 经络　C. 腠理
D. 三焦　E. 分肉

18. 下列选项中，对尿液生成、排泄过程起主宰作用是

A. 肺气的通调水道　B. 膀胱的开合气化
C. 三焦的决渎行水　D. 肾气的升腾气化
E. 以上均不是

（中医综合A型题，2019，4题）

（二）B型题

A. 灌注于骨节、脏腑、脑、髓
B. 布散于皮肤、肌肉、孔窍
C. 流灌于筋脉、皮肤、脏腑
D. 布散于肌肉、筋脉、肓膜

1. 津的分布特点
2. 液的分布特点

（中医综合A型题，2022，82～83题）

二、多项选择题

1. 津液中“液”的特点有

A. 浊而黏稠　B. 流动性小
C. 起濡养作用　D. 布散于孔窍

（中医综合X型题，2014，125题）

2. 津液的功效有

A. 滋润孔窍　B. 充养血脉
C. 滑利关节　D. 滋养脑髓

（中医综合X型题，2017，111题）

3. 下列各项属于津液的是

A. 唾液　B. 泪液
C. 汗液　D. 脑髓

（中医综合X型题，2018，111题）

4. 津液的生成来源是

A. 水谷精微　B. 营气
C. 血　D. 肾精
E. 胃气

5. 与津液的输布密切相关的脏腑是

A. 肝　B. 心　C. 脾
D. 肺　E. 肾

三、填空题

1. “饮入于胃，游溢精气，上输于________，脾气散精，上归于________，通调水道，下输________，水精四布，五经并行。”（《素问·经脉别论》）

2. “盖水为至阴，故其本在________；水化于气，故其标在________；水惟畏土，故其制在________。”（《景岳全书·肿胀》）

3. 津和液在性状、分布和功能上有所不同：质地较清稀，流动性较大，布散于________、________和________，并能渗入________，主要起滋润作用的，称为津。

4. 津液的生理功能主要有________和________两个方面。

四、名词解释

津液

五、简答题

1. 简述津液的生成与哪些脏腑有关？

2. 简述津液的生理功能。

3. 简述津和液的异同。

六、论述题

试述津液在体内的代谢过程。

第五节 神

板书与教案栏——浓缩教材精华，打破听记矛盾

一、人体之神的基本概念

广义之神：人体生命活动的主宰及其外在总体表现的统称
狭义之神：人的精神、思维、情志等精神活动
神依附于形体而存在

二、人体之神的生成

先天之神，称为“元神”，是神志活动的原动力
精气血津液为化神之源，是产生神的物质基础
五脏内藏精、气、血、津液，故五脏皆藏神
《灵枢·本神》：“肝藏血，血舍魂……脾藏营，营舍意……心藏脉，脉舍神……肺藏气，气舍魄……肾藏精，精舍志。”

五脏精、气、血、津液充盈，则五神安藏守舍
五脏精、气、血、津液亏虚，则神志活动异常

三、人体之神的功能

（一）主宰生命活动

神的盛衰是生命力盛衰的综合体现
神的存在是人体生理活动和心理活动的主宰
神是机体生命存在的根本标志，形与神俱，神为主宰
——“得神者昌，失神者亡”

（二）主宰精神活动

心神统率魂、魄、意、志，是精神活动的主宰

神的生理功能正常：意识清晰，思维敏捷，反应灵敏，睡眠安好，情志正常
神的生理功能异常：神疲健忘，思维迟钝，反应呆滞，失眠多梦，情志异常

（三）调节精气血津液

神由精、气、血、津液等作为物质基础而产生，又能反作用于这些物质。

（四）调节脏腑功能

脏腑精气产生神，神通过对脏腑精气的主宰来调节其生理功能。

四、人体之神的分类

（一）五神

五神，即神、魂、魄、意、志，是对感觉、意识、思维等精神活动的概括。

《灵枢·本神》：“两精相搏谓之神，随神往来者谓之魂，并精而出入者谓之魄，所以任物者谓之心，心有所忆谓之意，意之所存谓之志。”

肝藏血，血舍魂 脾藏营，营舍意 心藏脉，脉舍神 肺藏气，气舍魄 肾藏精，精舍志	五神分属五脏

（二）情志

情志，包括七情、五志，亦是精神活动的表现，属于神的范畴。

七情，是喜、怒、忧、思、悲、恐、惊七种正常情志活动的概括。

五志分属五脏	心在志为喜 肝在志为怒 肺在志为忧 脾在志为思 肾在志为恐

（三）思维

意：外界事物的信息通过感觉入心，通过心的忆念活动形成对事物表象的认识 志：将忆念保存下来，即通过记忆来累积事物表象认识的过程 思：在志的基础上酝酿思索、反复分析比较事物的过程 虑：在反复思索的基础上，由近而远地估计未来的思维过程 智：在虑的基础上，准确处理事务，支配行为对事物做出适当反应的措施	《灵枢·本神》："所以任物者谓之心，心有所忆谓之意，意之所存谓之志，因志而存变谓之思，因思而远慕谓之虑，因虑而处物谓之智。"

测试与考研程——驰骋考场，成就高分能手

一、单项选择题

（一）A型题

1. 根据《素问·调经论》所述，神不足则
   A. 容易悲伤　B. 喜哭不休
   C. 思虑不详　D. 容易恐惧
   （中医综合A型题，2014，5题）
2. 称为"神之宅"的是
   A. 精　B. 脏　C. 腑
   D. 气　E. 形
3. 称为"形之主"的是
   A. 精　B. 神　C. 气
   D. 血　E. 脏
4. 人体内物质新陈代谢的调控与主宰是
   A. 气　B. 血　C. 肾
   D. 神　E. 心

（二）B型题

A. 调节脏腑生理功能
B. 主宰人体生命活动
C. 二者均是
D. 二者均非

1．神的作用包括
2．气的作用包括

二、多项选择题

1. 神的物质基础有
   A. 精　B. 气　C. 血
   D. 津液　E. 脏腑
2. 神可具体体现于
   A. 言谈　B. 眼神　C. 应答
   D. 表情　E. 精神
3. 人身三宝是指
   A. 精　B. 气　C. 神
   D. 血　E. 津液
4. 中医学形神统一观的内涵有
   A. 神以精气为物质基础

B. 神统驭精气
C. 神为形之主
D. 形是神之宅
E. 形与神俱，尽终天年

三、填空题

1. 神是人体生理活动和心理活动的主宰，其盛衰是生命力盛衰的综合体现，《素问·灵兰秘典论》说："心者，_______之官也，______出焉。"强调神在生命活动中的主宰地位。
2. 脏腑精气是情志活动的物质基础。《素问·阴阳应象大论》说："人有五脏化五气，以生__________。"
3. 思维活动，是对客观事物的整个认识过程，《灵枢·本神》概括为意、志、思、虑、智。"所以任物者谓之______，心有所忆谓之______，意之所存谓之______，因志而存变谓之______，因思而远慕谓之______，因虑而处物谓之______。"
4. 人身三宝_____、______、_______。

四、名词解释

神

第六节 精气血津液神之间的关系

板书与教案柱——浓缩教材精华，打破听记矛盾

概述：
- 精气血津液——"形"：是构成和维持生命活动的物质基础
- 情志、意识、思维活动——"神"：是人体生命活动的主宰及总体现
  （以上二者）相辅相成，相互依附
- 无形则神无以附，无神则形无以活
- 形乃神之宅，神为形之主
  （以上二者）形神统一是生命存在的根本保证

一、气和血的关系

可概括为："气为血之帅"，"血为气之母"。

（一）气为血之帅

1. 气能生血
   - 含义：血液的化生离不开气作为动力。脏腑之气促进饮食水谷转化为营气、津液，营气直接参与血液的生成，是血液的主要构成成分
   - 病理：气能促进血液的生成，气旺则血足，气虚则血少
   - 治疗：临床治疗血虚疾病时，常配合补气药，即取气能生血之意

2. 气能行血
   - 含义：气的推动作用是血液循行的动力
     血属阴而主静，血不能自行，须依赖气的推动
     气既能直接推动血行，如宗气贯心脉以行气血；又促进脏腑的功能活动，通过脏腑的功能活动推动血行，如心气、肺气、肝气
   - 病理
     - 气虚推动无力，气滞血行迟缓均可形成血瘀
     - 气逆血随气升可见吐血等病理改变
   - 治疗：临床治疗血液运行失常的不同病证可用补气、行气、降气、升提的药物
   - 血瘀
     - 属气虚——补气活血
     - 属气滞——行气化瘀
   - 气逆出血——降气止血

3. 气能摄血
   - 含义：气具有统摄血液在脉中正常循行而不溢出脉外的作用
   - 病理：气的固摄作用减弱，血液不循常道而溢出脉外，导致各种出血
   - 治疗：补气摄血

（二）血为气之母

1. 血能养气
- 含义：血对气具有化生作用，气的生成离不开血液的化生和濡养
- 病理：血盛则气旺，血衰则气衰
- 治疗：血虚日久致气虚——养血兼以补气

2. 血能载气
- 含义：气存于血中，依附于血液而不致散失，依赖血之运载而布于周身
- 病理：血不载气，则气将易于涣散，无以所归
- 治疗：采取益气固脱和止血补血的方法

二、气与津液的关系

与气与血的关系极为相似：

（一）气对津液的作用

1. 气能生津
- 含义：气通过气化作用促进和激发津液的生成
- 病理：脾胃等脏腑之气健旺，化生有力——津液充足
  脾胃等脏腑之气虚弱，化生无力——津液不足
- 治疗：补气生津

2. 气能行津
- 含义：气具有推动津液输布和排泄的作用
- 病理：气化无力，或气机郁滞不畅，气化受阻，可导致津液输布、排泄障碍
  气虚、气滞引起的津液停聚——“气不行水”
  津液停聚而导致气机不利——“水停气滞”
- 治疗：行气利水

3. 气能摄津
- 含义：气具有固摄津液，防止津液无故流失的作用
  维持着体内津液量的相对恒定
- 病理：气的固摄作用减弱，可出现多汗、漏汗、多尿、遗尿等病理现象
- 治疗：补气摄津

（二）津液对气的作用

1. 津能载气
- 含义：津液为气的载体之一，气须依附于津液而存在
- 病理：暑热病症，伤津耗液，可见少气懒言、体倦乏力等“气随津泄”症状
  津液大量丢失时，可见四肢厥逆、脉微欲绝等“气随液脱”症状
  《金匮要略心典》：“吐下之余，定无完气。”
- 治疗：益气固脱

2. 津能化气
- 含义：津液对气具有化生作用
  津液对各脏腑具有滋润和濡养的作用，从而使脏腑功能健全，脏腑之气充足
- 病理：津液亏耗则引起气的衰少
- 治疗：气阴两补

三、精血津液之间的关系

（一）精血同源

含义：精能化血，血能养精，精与血之间具有相互资生和相互转化的关系，称为“精血同源”
- 化源相同：由水谷精微化生和充养
- 功能相同：濡养和化神
- 关系：相互滋生、互相转化

1. 精可化血

脏腑之精
- 脾运化的水谷之精的精粹部分，与津液入于脉中，化赤为血
- 肾藏精，精髓为化血之源

2. 血以养精
- 血液充养脏腑可化生脏腑之精；血液滋养于肾，使肾精充实
- 血液充足则精足；血液虚少则精亏

（二）津血同源

含义
- 化源相同：由水谷精微化生
- 功能相同：滋润濡养
- 关系：相互滋生、互相转化

1. 津能生血
- 含义：津液是血液的重要组成部分
  脉外之津液进入脉中则化而为血
- 病理："夺汗者无血"（《灵枢·营卫生会》）
- 水谷摄入不足，脾胃功能虚弱；大汗、吐、泻；严重烧伤 → 脉外津液不足
  - 血脉空虚
  - 津枯血燥
- 治疗：此时不能用放血、破血疗法，防止津液及血液耗伤

2. 血可化津
- 含义：血液由营气和津液构成
  血行脉中，血中之津液可渗出脉外而为脉外之津液
- 病理："夺血者无汗"（《灵枢·营卫生会》）
- 血液亏耗失血（不能化津；脉外津液进入脉中）→ 津液不足
- 治疗：对失血者不能用汗法，防止津液和血液进一步耗竭
  "衄家不可发汗"、"亡血家不可发汗"

四、精气神之间的关系

精气神称为人身"三宝"
- 精气相互化生
- 精气生养
- 神统驭精

《类证治裁·内景综要》："一身所宝，惟精气神。神生于气，气生于精，精化气，气化神。故精者身之本，气者神之主，形者神之宅也。"

（一）精气相关

1. 气能生精
- 含义：先天之气与先天之精互生互化
  脾胃之气的运化功能生成水谷精微
  脏腑之气化生脏腑之精
  肾气对于生殖之精的生成具有促进作用
- 病理及治疗：气充则精盈，气虚则精亏
- 《景岳全书·阳不足再辨》："有善治精者，能使精中生气；善治气者，能使气中生精。此自有可分不可分之妙用也。"

2. 精能化气
- 含义：人体之精是人体之气的生化之源
  - 脏腑之精化生脏腑之气
  - 肾中先天之精化为元气
  - 水谷之精化为谷气
- 病理及治疗：精亏则气衰——补气填精

3. 气能行精、摄精
- 含义：气的推动作用，促进精的运行；气的固摄作用，防止精的无故流失
- 病理及治疗
  - 气虚及气机失调——益气或理气行精
  - 精失秘固而失精——补气摄精

（二）精神互用

含义：精是神得以化生的物质基础，神又能统驭精
病理及治疗：精亏则神疲，神失则精竭
　　积精以全神，存神以益精

（三）神气互生

含义：气为神志活动提供物质基础；神则为气的运动和变化的主宰
　　气聚则神生，神至则气动；神寓于气，神以驭气
病理及治疗：气虚或气机失调以致神志异常改变——益气安神、调气宁神
　　精神失常、七情内伤以致气机紊乱——调神运气、调神养气

测试与考研栏——驰骋考场，成就高分能手

一、单项选择题

（一）A型题

1. 治疗血瘀证时，酌情配以益气或理气之品，其理论依据是
   A. 血能载气　B. 气能行血
   C. 气能摄血　D. 气能生血
   （中医综合A型题，2013，7题）
2. 治疗血虚证配伍补气药，其理论依据是
   A. 血能载气　B. 气能生血
   C. 气能行血　D. 气能摄血
   （中医综合A型题，2014，6题）
3. “治痰先治气”的理论依据是
   A. 气能生津　B. 气能载津
   C. 气能行津　D. 气能摄津
   （中医综合A型题，2017，5题）
4. 产后感冒，恶寒发热者，不宜大量出汗，其依据是
   A. 汗为心液　B. 血汗同源
   C. 津能载气　D. 精血同源
   （中医综合A型题，2022，5题）
5. 气能行血的理论基础是
   A. 推动作用　B. 温煦作用
   C. 防御作用　D. 固摄作用
   E. 气化作用
6. 补气生血的理论依据是
   A. 气能行血　B. 气能生血
   C. 气能摄血　D. 血能载气
   E. 血能养气
7. “亡血家不可发汗”的告诫，是哪一项理论的实际应用
   A. 精血同源　B. 气血同源
   C. 肝肾同源　D. 津血同源
   E. 乙癸同源
8. 血液的运行离不开气的功能，说明了气与血之间的什么关系
   A. 气能生血　B. 气能行血
   C. 气能摄血　D. 血能载气
   E. 血能养气

（二）B型题

A. 推动作用　B. 防御作用
C. 二者均是　D. 二者均非

1. 体内液态物质大量流失，责之于气的哪项作用失常
2. 体内液态物质生成不足，责之于气的哪项作用失常

二、多项选择题

1. 气的作用中，与调节尿液和汗液有关的是
   A. 温煦作用　B. 气化作用
   C. 推动作用　D. 固摄作用
   （中医综合X型题，2015，125题）
2. 受营卫相互协调关系影响的是
   A. 体温调节　B. 汗液排泄
   C. 昼精夜寐　D. 防御功能
   （中医综合X型题，2020，110题）
3. 与“吐下之余，定无完气”相关的是
   A. 气随津脱　B. 气能行津
   C. 津能载气　D. 气能生津
   （中医综合X型题，2022，110题）

4. “气为血之帅”是指

A. 气能生血　B. 气能载血

C. 气能行血　D. 气能摄血

E. 气能养血

5. 用补气药治疗大出血的根据是

A. 气能生血　B. 气能载血

C. 气能行血　D. 气能摄血

E. 气能养血

6. 气的固摄作用减弱，可以出现

A. 小便失禁　B. 口角流涎

C. 容易感冒　D. 四肢不温

E. 滑精

7. 气与血的关系是

A. 气能生血　B. 血能载气

C. 气能行血　D. 气能摄血

E. 血能养气

8. 治疗血虚病变，常常补气，不源于什么理论

A. 气能生血　B. 气能行血

C. 气能摄血　D. 血能养气

E. 血能载气

9. 气和津液关系是

A. 气能生津　B. 气能行津

C. 气能摄津　D. 津能化气

E. 津能载气

10. 利水药与补气药配合治疗痰饮水肿，不是源于什么理论

A. 气能生津　B. 气能行津

C. 气能摄津　D. 津能生气

E. 津能载气

11. 形成“气随津脱”病变的原因有

A. 过用发汗方法　B. 剧烈呕吐

C. 大量泄泻　D. 过度使用下法

E. 滥用补液法

三、填空题

1. 气与血的关系，可以概括为“__________”，“__________”。

2.《丹溪心法·痰》所谓“善治痰者，不治痰而治气，气顺则一身之津液亦随气而顺矣”，即是__________理论的具体运用。

四、名词解释

1. 气随血脱

2. 津血同源

五、简答题

1. 简述气与津液的关系。

2. 简述“血为气之母”、“气为血之帅”的含义。

3. 简述血和津液的关系。

4. 简述精与气的关系。

5. 简述精与血的关系。

六、论述题

试述气与血的生理关系。

第四章 经 络

第一节 概 述

板书与教案栏——浓缩教材精华，打破听记矛盾

一、经络的基本概念

- 经络：经脉和络脉的总称，是运行气血、联络脏腑、沟通内外、贯穿上下的径路
- 经络
  - 经脉是主干，多以纵行为主，循行于较深的部位，有一定的循行路径
  - 络脉是分支，纵横交错，网络全身，深浅部位皆有分布

二、经络学说的形成

（一）经络概念的产生
- 《史记·扁鹊仓公列传》最早记载“阳脉”“阴脉”及“经、维、络”等名称
- 《阴阳十一脉灸经》《足臂十一脉灸经》记载了11条脉的具体名称、循行走向、所主疾病及灸法，但只称“脉”而非“经脉”
- 《素问·生气通天论》记载“筋脉和同”、“筋脉横解”、“筋脉沮弛”，筋脉亦属经络范畴

（二）经络学说体系的建立
- 《黄帝内经》构筑了经络学说体系的基本框架，是经络学说形成的标志
- 《难经》首创“奇经八脉”一词
- 晋·皇甫谧《针灸甲乙经》——第一部针灸学专著

三、经络系统的组成

- 经络系统
  - 经脉
    - 十二经脉
      - 手三阴经：手太阴肺经、手厥阴心包经、手少阴心经
      - 手三阳经：手阳明大肠经、手少阳三焦经、手太阳小肠经
      - 足三阳经：足阳明胃经、足少阳胆经、足太阳膀胱经
      - 足三阴经：足太阴脾经、足厥阴肝经、足少阴肾经
    - 奇经八脉：督脉、任脉、冲脉、带脉、阴维脉、阳维脉、阴跷脉、阳跷脉
    - 十二经脉的附属部分：十二经别、十二经筋、十二皮部
  - 络脉：十五络脉、浮络、孙络等

第二节 十二经脉

板书与教案栏——浓缩教材精华，打破听记矛盾

一、十二经脉的名称

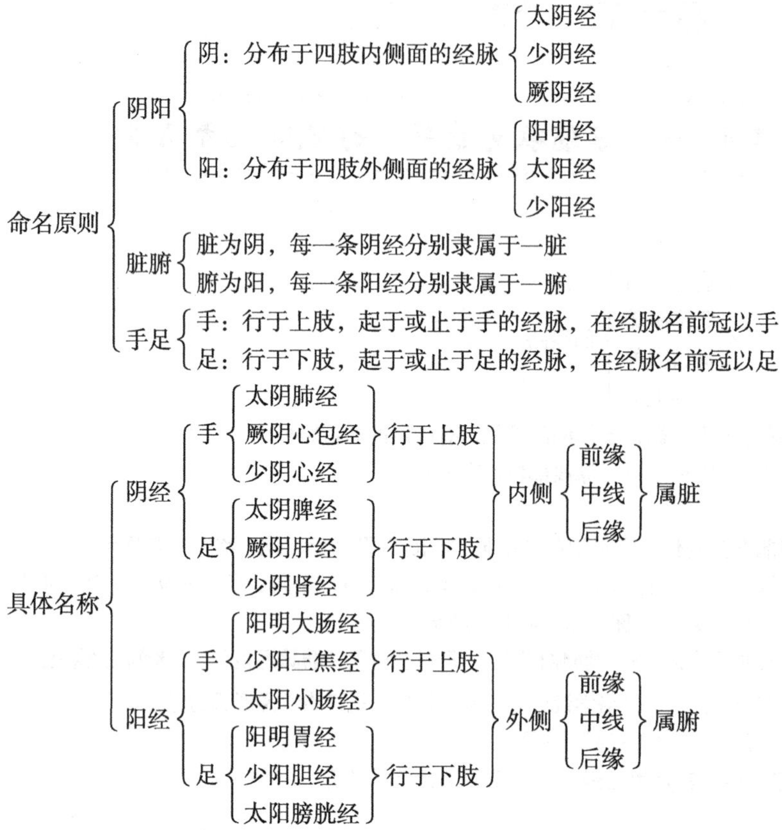

在小腿下半部和足背部，肝经在前缘，脾经在中线。至内踝上8寸处交叉之后，脾经在前缘，肝经在中线。

二、十二经脉的走向和交接规律

（一）走向规律

- 手
  - 手三阴从胸走手
  - 手三阳从手走头
- 足
  - 足三阳从头走足
  - 足三阴从足至胸腹

（二）交接规律

- 相表里的阴经与阳经在四肢末端交接
- 同名的手足阳经在头面部交接
- 足、手阴经在胸中交接

三、十二经脉的分布规律

（一）头面部的分布

- 阳明经：面部、额部
- 少阳经：头侧部
- 太阳经：面颊、头顶、头后部

（二）躯干部的分布

- 手
  - 手三阴经均从胸部行至腋下
  - 手三阳经行于肩和肩胛部
- 足
  - 足三阳经
    - 阳明经行于前（胸腹面）
    - 太阳经行于后（背腰面）
    - 少阳经行于躯体侧面
  - 足三阴经自下而上均行于腹胸面

（三）四肢部的分布

- 阴经（内侧面）
  - 前缘：太阴
  - 中线：厥阴
  - 后缘：少阴
- 阳经（外侧面）
  - 前缘：阳明
  - 中线：少阳
  - 后缘：太阳

四、十二经脉的表里关系

- 含义：十二经脉的阳经与阴经之间，通过经脉与脏腑的属络关系，以及经别和别络的相互沟通作用，组成六对“表里相合”关系
- 表（阳经）里（阴经）
  - 手
    - 阳明与太阴
    - 少阳与厥阴
    - 太阳与少阴

    为表里
  - 足
    - 阳明与太阴
    - 少阳与厥阴
    - 太阳与少阴

    为表里
- 作用
  - 机理：由于相为表里的两条经脉的衔接，且又相互络属于同一脏腑，因而加强了脏腑的表里关系
  - 表现：相为表里的脏腑，生理上相互为用，病理上相互影响

五、十二经脉的流注次序

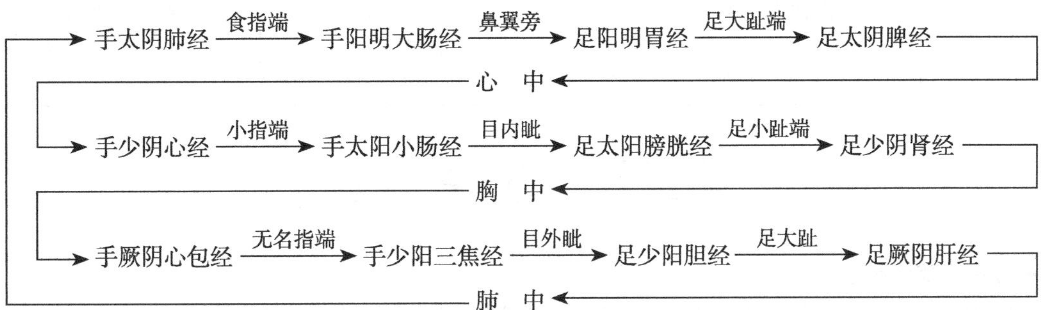

附：十二经脉的循行部位

经脉名称	起点	体表上主要循行部位	终点	主要分支	联系脏腑	联系器官
手太阴肺经	中焦（胃）	胸部外上方、上肢屈侧前缘	拇指末端	从腕后分出，到食指末端与大肠经相接	肺、大肠、胃	气管、喉咙
手阳明大肠经	食指末端	上肢伸侧前缘、肩关节前缘、颈部前面、挟口	鼻旁与胃经相接		大肠、肺	下齿、口、鼻
足阳明胃经	鼻旁	鼻根、前额、胸部(乳中线)、腹部(正中线旁开2寸)、下肢前外侧	二趾（及中趾）	从足背分出，到大趾与脾经相接	胃、脾、心	上齿、喉咙、乳、鼻、口
足太阴脾经	大趾	下肢内侧前缘（在内踝上8寸处以下，行于中线），腹部、胸部	舌下	从胃直上过横膈，注入心中与心经相接	脾、胃、心	咽、舌
手少阴心经	心中	上肢屈侧后缘	小指末端与小肠经相接	从心系分出，上挟咽，系目系	心、心系、小肠、肺	咽、目系
手太阳小肠经	小指末端	上肢伸侧后缘、绕肩胛，交肩上，颈侧部、面颊、目眶下缘	目内眦与膀胱经相接	从缺盆沿颈上颊，至目外眦，转入耳中	小肠、心、胃	耳、目、咽
足太阳膀胱经	目内眦	额、顶、枕、项、背、腰部（正中线旁开 1.5 寸及 3 寸），下肢后外侧	小趾与肾经相接	从头顶部分出，向两侧下行至耳上角	膀胱、肾、脑	肛门、目
足少阴肾经	小趾	足跟、下肢内侧后缘、腹部（正中线旁开 5 分），胸部（正中线旁开 2 寸）	挟舌本	从肺中分出，注胸中，与心包经相接	肾、膀胱、肝、肺、心	喉咙、舌
手厥阴心包经	胸中	上肢屈侧中线	中指末端	从掌中分出，到无名指端与三焦经相接	心包、三焦	
手少阳三焦经	无名指末端	上肢伸侧中线、肩关节后侧、耳周围、颊	目眶下	从耳后分出，入耳中，出耳前至目外眦，与胆经相接	三焦、心包	耳、目
足少阳胆经	目外眦	头部颞侧、耳周围、胸侧、腹侧、下肢外侧中线	四趾	从足背分出，到大趾，与肝经相接	胆、肝、心	耳、目
足厥阴肝经	大趾	下肢内侧中线（在内踝上8寸处以下，行于前缘）、少腹、胁肋	头顶	从肝分出，贯膈，注肺中与肺经相接	肝、胆、肺、胃	外生殖器、目系、喉咙、鼻、目

第三节 奇经八脉

一、奇经八脉的名称

奇经八脉，是督脉、任脉、冲脉、带脉、阴跷脉、阳跷脉、阴维脉、阳维脉的总称。

二、奇经八脉的走向和分布特点

走向和分布特点
- 督脉行于腰背正中，上至头面
- 任脉行于胸腹正中，上抵颏部
- 冲脉与足少阴肾经相并上行，环绕口唇
- 带脉起于胁下，绕行腰间一周
- 阴维脉起于小腿内侧，沿腿股内侧上行，至咽喉与任脉会合
- 阳维脉行于足跗外侧，沿腿膝外侧上行，至项后与督脉相会
- 阴跷脉行于足跟内侧，随足少阴等经上行，至目内眦与阳跷脉会合
- 阳跷脉起于足跟外侧，伴足太阳等经上行，至目内眦与阴跷脉会合，再沿足太阳经上额，于项后会合足少阳胆经

三、奇经八脉的生理功能

生理功能
- 密切十二经脉的联系
- 调节十二经脉气血
- 与某些脏腑关系密切

四、奇经八脉各自的生理功能

（一）督脉

生理功能
- 调节阳经气血，为“阳脉之海”
- 络肾通髓达脑

（二）任脉

生理功能
- 调节阴经气血，为“阴脉之海”
- 任主胞胎

（三）冲脉

生理功能
- 调节十二经脉气血，为“十二经脉之海”
- 调节月经及孕育，为“血海”

（四）带脉

生理功能
- 约束纵行诸经
- 主司妇女带下

（五）阴跷脉、阳跷脉

生理功能
- 主司下肢运动
- 司眼睑开合

（六）阴维脉、阳维脉

生理功能：溢蓄调节作用

第四节　经别、经筋、皮部、别络

一、十二经别

十二经别是从十二经脉别行分出，深入躯体深部，循行于胸腹及头部的支脉。

（一）十二经别的循行分布特点

循行分布特点
- 多从四肢肘膝附近的正经别出，称为“离”
- 走入体腔脏腑深部，呈向心性循行，称为“入”
- 浅出体表，而上头项部，称为“出”
- 阴经的经别合于相表里的阳经经别，然后一并注入六条阳经，称为“合”
- 每一对相表里的经别组成一合，组成六对，称为“六合”

(二)十二经别的生理功能

生理功能：
- 1. 加强十二经脉表里两经在体内的联系
  - 途径：十二经别
    - 进入体腔后：表里两经相并而行；经过相为表里的脏腑
    - 浅出体表：阴经经别合入阳经经别；共同注入体表的阳经
    - →加强了相为表里的两条经脉、一脏一腑的内在联系
- 2. 加强足三阴、足三阳经脉与心脏的联系
  - 途径：足三阴、足三阳的经别上行经过腹、胸：加强了脏腑的表里联系；均与胸腔内的心脏相联系
- 3. 加强十二经脉和头面部的联系
  - 途径：十二经脉中六条阳经、十二经别中六条阳经的经别、十二经别中六条阴经的经别→上达于头面部
- 4. 扩大了十二经脉的主治范围
  - 途径：十二经别的循行，使十二经脉的分布和联系的部位更加广泛，从而也扩大了十二经脉的主治范围

二、十二经筋

十二经筋，是十二经脉之气结聚散络于筋肉骨节的体系，是附属于十二经脉的筋膜系统。

(一)十二经筋的循行分布特点

循行分布特点：
- "结、聚、散、络"
- 与十二经脉的体表循行基本一致，但十二经筋走向是从四肢末端向心循行

(二)十二经筋的生理功能

十二经筋多附于骨和关节，具有约束骨骼、主司关节运动的功能。

三、十二皮部

十二皮部，是十二经脉功能活动反映于体表的部位，也是络脉之气在皮肤所散布的部位。

十二皮部：
- 分布：十二经脉及所属脉络的体表分区，其分布范围大致上属于该经络的循行部位
- 功能：抗御外邪；诊断某些脏腑、经络的病变

四、十五络脉

十五络脉，又称"十五别络"，即十二经脉和任脉、督脉各自别出一络与脾之大络的总称。

(一)十五络脉的循行分布特点

循行分布特点：
- 从肘膝关节以下分出后，阴经的别络均络于阳经，阳经的别络均络于阴经
- 别络循行于四肢，或上行头面，或进入躯干，与内脏有某些联系
- 均没有固定的属络关系

(二)十五络脉的生理功能

生理功能：
- 1. 加强十二经脉表里两经在体表的联系
  - 途径：十二经脉中阴经别络走向阳经、阳经别络走向阴经→沟通和加强了表里两经之间的联系
- 2. 加强人体前、后、侧面联系，统率其他络脉
  - 途径：督脉的别络散布于背部和头部，别走太阳；任脉的别络散布于腹部；脾之大络散布于胸胁部
- 3. 渗灌气血以濡养全身
  - 途径：别络分为孙络：由大到小；浮络：由深至浅→呈网状扩散，密布全身

第五节 经络的生理功能和应用

一、经络的生理功能

（一）沟通联系作用
- 含义：人体正是通过经络的起止、上下、循行、出入、挟贯、属络、交、连、支、布、散等将五脏六腑、四肢百骸、五官九窍等组织有机地结合起来，构成一个统一的整体
- 1. 脏腑与体表的联系
  - 通过十二经脉
    - 在内络属于固定的脏腑
    - 在外结聚于经筋，散于皮部
    - （以上）内外相连
- 2. 脏腑与官窍之间的联系
  - 通过经络
    - 脏腑与官窍的特定联系
    - 官窍与脏腑广泛的整体联系
- 3. 脏腑之间的联系
  - 十二经脉
    - 分别属络一脏和一腑
    - 联系多个脏腑
    - 多条经脉入同一脏
- 4. 经脉之间的联系
  - 十二经脉之间：有一定的衔接和流注规律，除了依次首尾相接如环无端外，还有许多交叉和交会
  - 十二经别、别络：加强了表里经之间的联系

（二）运行气血作用
- 含义：经脉具有运输气血的作用，络脉具有布散和渗灌经脉气血到脏腑形体官窍及经络自身的作用
- 意义：维持脏腑正常生理功能，抵御外邪的侵袭

（三）感应传导作用
- 含义：指经络系统具有感应及传导各种信息的作用
- 机理：通过运行于经络之中的经气对信息的感应传导作用而实现
- 意义
  - 传递生命信息，沟通机体之间的联系
  - 将信息传输至相关的脏腑形体官窍，反映和调节其功能状态

（四）调节功能平衡
- 含义及机理：经络系统通过其沟通联系、运输气血作用及其经气感应和传导信息的作用，对各脏腑形体官窍的功能活动进行调节，使人体复杂的生理功能相互协调，维持阴阳动态平衡状态
- 意义：经络的调节作用，可促使人体功能活动恢复平衡协调

二、经络学说的应用

（一）阐释病机变化
- 外邪由表传里的途径
- 体内病变反映于外的途径
- 脏腑病变相互传变的途径

（二）指导疾病的诊断
- 循经诊断
  - 两胁疼痛——多为肝胆疾病
  - 胸前“虚里”处疼痛，痛连左手臂及小指——考虑“真心痛”
  - 中府穴压痛或肺俞穴出现梭状或条索状结节——肺脏的疾病
  - 阑尾穴明显压痛——多为肠痈
  - 横骨压痛——多反映月经不调或遗精
- 分经诊断
  - 前额疼痛——与阳明经有关
  - 两侧头痛——与少阳经有关
  - 后头痛连及项部——与太阳经有关
  - 巅顶痛——与厥阴经有关
  - 上牙痛——与足阳明胃经有关
  - 下牙痛——与手阳明大肠经有关

（三）指导疾病的治疗
- 指导针灸推拿治疗
  - 循经所过
  - 主治所及
- 指导药物治疗
  - 指导药物归经理论
  - 指导方剂组成

测试与考研栏——驰骋考场，成就高分能手

一、单项选择题

（一）A型题

1. 下列各组经脉中，均上连“目系”的是
   A. 手少阴经和足厥阴经
   B. 手太阴经和足厥阴经
   C. 手太阴经和足太阳经
   D. 手少阴经和足太阳经
（中医综合A型题，2013，8题）

2. 络脉是经络的分支，其中最大的是
   A. 孙络　B. 浮络
   C. 经别　D. 别络
（中医综合A型题，2014，8题）

3. 根据《灵枢·经脉》，足太阴经的经气逆乱可导致
   A. 腹胀便秘　B. 消谷善积
   C. 头晕头痛　D. 霍乱吐泄
（中医综合A型题，2014，12题）

4. 分布于上肢内侧前缘的经脉为
   A. 手太阴肺经　B. 手少阴心经
   C. 手厥阴心包经　D. 手太阳小肠经
（中医综合A型题，2015，8题）

5. 分布于上肢内侧后缘的经脉为
   A. 手少阴心经　B. 手厥阴心包经
   C. 手太阳小肠经　D. 手太阴肺经
（中医综合A型题，2016，8题）

6. 根据《素问》，女子“面始焦，发始堕，面始白”与哪条经脉有关
   A. 太阴脉衰　B. 少阴脉衰
   C. 阳明脉衰　D. 少阳脉衰
（中医综合A型题，2017，4题）

7. 在奇经八脉中，与精冷不育证最密切相关的是
   A. 任脉　B. 督脉
   C. 冲脉　D. 带脉
（中医综合A型题，2017，6题）

8. 按照十二经脉气血流注次序运行规律，手少阳经下接经脉是
   A. 手少阴经　B. 手厥阴经
   C. 足少阳经　D. 足太阴经
（中医综合A型题，2018，6题）

9. 入上齿的经络是
   A. 手阳明大肠经　B. 足阳明胃经
   C. 手太阳小肠经　D. 足太阳膀胱经
（中医综合A型题，2019，6题）

10. 根据十二经脉流注次序，与足太阴脾经接下来

交接的经脉是

A. 足少阴肾经　　B. 手少阴心经

C. 手太阴肺经　　D. 足阳明胃经

（中医综合A型题，2020，6题）

11. 贯肝，入肺，络心的经脉是

A. 手少阴心经　　B. 足少阴肾经

C. 足太阴脾经　　D. 足厥阴肝经

（中医综合A型题，2021，6题）

12. 交接于目内眦的两条经脉是

A. 手太阳与足太阳　　B. 手少阳与足少阳

C. 手阳明与足阳明　　D. 手太阴与手阳明

（中医综合A型题，2022，12题）

13. 经络系统中，“内属于腑脏，外络于肢节”的为

A. 经别　　B. 经筋

C. 正经　　D. 奇经

E. 别络

14. 有一定的起止、循行路径和交接顺序的是

A. 十五别络　　B. 浮络

C. 孙络　　D. 正经

E. 奇经

15. 十二经脉之中，循行于腹面的经脉，自内（腹中线）向外的顺序是下列中的哪一项

A. 足少阴、足阳明、足太阴、足厥阴

B. 足阳明、足太阴、足厥阴、足少阴

C. 足太阴、足阳明、足少阴、足厥阴

D. 足少阴、足阳明、足厥阴、足太阴

E. 足太阴、足少阴、足阳明、足厥阴

16. 足厥阴肝经与足太阴脾经循行交叉，变换前中位置，是在

A. 外踝上8寸处　　B. 内踝上2寸处

C. 内踝上3寸处　　D. 内踝上5寸处

E. 内踝上8寸处

17. 下列各组经脉中，从胸腔走向手指末端的是

A. 心肝肾经　　B. 胆胃三焦经

C. 心肺心包经　　D. 心胆小肠经

E. 肺脾胆经

18. 十二经脉气血流注形式为

A. 直线贯注　　B. 手足贯注

C. 上下贯注　　D. 循环贯注

E. 左右贯注

19. “头为诸阳之会”是由于

A. 头居上部，且有阳经分布

B. 同名的手足三阳经均在头面部交接

C. 有“阳脉之海”之称的督脉上行于脑

D. 与阴经相表里的阳经输送气血于脑

E. 头为五脏六腑精气汇聚之所

20. 具有约束纵行诸脉作用的经脉是

A. 冲脉　　B. 督脉

C. 任脉　　D. 带脉

E. 阳维脉

21. 具有联缀四肢百骸、主司关节运动作用的是

A. 经别　　B. 经筋

C. 皮部　　D. 经脉

E. 别络

22. 十二经脉之气“结、聚、散、络”于筋肉、关节的体系是

A. 十二经别　　B. 十二经筋

C. 十五别络　　D. 十二皮部

E. 奇经八脉

23. 分别起自四肢，循行于体腔脏腑深部，上出于颈项浅部的是

A. 阴跷脉　　B. 阳跷脉

C. 足三阴经　　D. 经别

E. 浮络

24. 具有“溢奇邪”、“通荣卫”作用的是

A. 浮络　　B. 孙络

C. 别络　　D. 经筋

E. 奇经

（二）B型题

A. 手　　B. 足　　C. 头

D. 腹　　E. 胸

1. 手足三阳经交于

2. 手足三阴经交于

A. 冲脉　　B. 阴阳维脉

C. 督脉　　D. 阴阳跷脉

E. 任脉

3. 被称为“十二经脉之海”的经脉是

4. 被称为“血海”的经脉是

二、多项选择题

1. 下列各项中，循行分布于胸腹部的经脉有

A. 足少阴经　　B. 足太阳经

C. 足阳明经　　D. 足厥阴经

（中医综合X型题，2013，127题）

2. 奇经八脉的生理功能

A. 加强十二经脉之间的联系

B. 调节六脏的生理功能
C. 调节十二经脉的气血
D. 调节脑、髓和女子胞的功能
（中医综合X型题，2014，126题）

3. 属于十二经筋生理功能的是
A. 调节全身气血　　B. 束骨而利关节
C. 调养骨节经脉　　D. 保护脏器组织
（中医综合X型题，2015，126题）

4. 循行到达巅顶的经脉有
A. 足太阳经　　B. 足阳明经
C. 足厥阴经　　D. 足太阴经
（中医综合X型题，2016，126题）

5. 足少阴肾经在循行中所联系的脏腑是
A. 心　　B. 肺
C. 肝　　D. 膀胱
（中医综合X型题，2017，112题）

6. 下列叙述，错误的是
A. 冲脉为十二经脉之海
B. 督脉总督一身之经脉
C. 任脉为血海，调节月经
D. 带脉为气海，调节经带
（中医综合X型题，2018，112题）

7. 从耳后入耳中，然后入耳前的经脉是
A. 肝经　　B. 三焦经
C. 小肠经　　D. 胆经
（中医综合X型题，2019，111题）

8. 下面对十二经脉交接的叙述，错误的是
A. 手太阴经与手阳明经交接于拇指
B. 手太阳经与足太阳经交接于目外眦
C. 足阳明经与足太阴经交接于足大趾
D. 足少阴经与手少阴经交接于胸中
（中医综合X型题，2020，111题）

9. 下列选项中，足阳明胃经经过的地方是
A. 下齿　　B. 气街
C. 腘窝　　D. 足大趾端
（中医综合X型题，2021，112题）

10. 十五别络的生理功能是
A. 主司全身关节的运动
B. 灌注气血以濡养全身
C. 联系人体前后侧面统一
D. 加强表里两经在体表的联系
（中医综合X型题，2022，111题）

11. 属于相表里的经脉是
A. 足厥阴与足少阳　　B. 足太阳与足少阴
C. 足太阴与足阳明　　D. 手太阴与手少阳
E. 手少阴与手阳明

12. 十二经别的主要生理功能是
A. 调节十二经气血
B. 加强相为表里的两条经脉的体内联系
C. 扩大了经络的分布，以弥补十二经脉所不到之处
D. 统率全身络脉
E. 加强了体表、体内、四肢、躯干的向心性联系

13. 任脉的基本功能有
A. 抗御外邪，传导病变
B. 维系诸阴诸阳
C. 约束纵行诸经
D. 主胞胎
E. 调节阴经气血

三、填空题

1. 十二经脉中每一经脉的名称，包括________、________、________三个部分。
2. 经脉者，所以决死生，处百病，________，不可不通。(《灵枢·经脉》)
3. 经脉者，所以行气血而营阴阳，____________，________者也。(《灵枢·本脏》)
4. 夫十二经脉者，________，外络于肢节。(《灵枢·海论》)
5. 十二经别循行特点可用“________”来概括。

四、名词解释

1. 经络
2. 阳脉之海
3. 一源三歧

五、简答题

1. 根据气血流注次序写出十二经脉的名称。
2. 十二经别的生理功能有哪些？
3. 十五络脉的生理功能有哪些？

六、论述题

1. 写出十二经脉的走向和交接规律。
2. 督、任、冲、带脉各自的生理功能有哪些？

第五章　体　　质

板书与教案栏——浓缩教材精华，打破听记矛盾

第一节　体质的概念与构成要素

- 基本概念：体质是在先天禀赋和后天获得的基础上所形成的形态结构、生理功能、心理状态方面相对稳定的个体化特性
- 体质的构成
  - 形态结构的差异性
  - 生理功能的差异性
  - 心理特征的差异性
- 体质的标志
  - 体质的评价指标
    - 形态结构状况；功能水平；素质及运动能力水平
    - 心理发育水平；适应能力
  - 理想体质的标志
- 体质的特点
  - 个体差异性；形神一体性；群类趋同性；相对稳定性；动态可变性
  - 连续可测性；后天可调性

第二节　体质的生理学基础与形成因素

1. 体质的生理学基础
   - 体质与脏腑的关系：脏腑的形态和功能特点是构成并决定体质差异的最根本因素
   - 体质与经络的关系：经络是人体气血运行、联通内外的道路
   - 体质与精气血津液的关系：精气血津液是决定体质特征的重要物质基础，其中精的盈亏是体质差异的根本
2. 体质的形成因素
   - 先天因素
     - 父母禀赋
     - 性别差异
   - 后天因素
     - 年龄因素；饮食因素；劳逸所伤；情志因素；地理因素
     - 疾病针药及其他因素

第三节　体质的分类

- 体质分类
  - 体质的分类方法
  - 体质的基本分类及特征
    - 阴阳平和质：功能较为协调的体质类型
    - 偏阳质：具有亢奋、偏热、好动等特征的体质类型
    - 偏阴质：具有抑制、偏寒、喜静等特征的体质类型

第四节　体质学说的应用

一、体质与养生

- 要点：根据体质不同注意衣食住行各方面
- 内容
  - 顺时摄养
  - 调摄精神
  - 起居有常
  - 劳逸适度
  - 饮食调养
  - 运动锻炼

二、体质与病因

体质强弱决定着发病与否及发病情况。

- 外感病：人体能否感邪而发病，主要取决于个体的体质状况
- 内伤病：也与体质密切相关

三、体质与病机

- 影响发病与证候的倾向性
- 体质决定病机的从化
- 体质因素决定疾病的传变

四、体质与辨证论治

- 两者关系
  - 体质是辨证的基础
  - 体质决定疾病的证候类型，包括同病异证和异病同证
- 具体应用
  - 辨体论治，因人制宜
  - 辨体施药，权衡性味
  - 辨体针灸，治法各异
  - 辨体康复，善后调理

测试与考研栏——驰骋考场，成就高分能手

一、单项选择题

（一）A型题

1. 奠定中医体质理论基础的古代医籍是
   A.《伤寒杂病论》　B.《妇人良方大全》
   C.《景岳全书》　D.《黄帝内经》
   E.《备急千金要方》

2. 体质的发展主要取决于
   A. 后天影响　B. 季节
   C. 年龄　D. 先天禀赋
   E. 地域因素

3. 偏阳质人，容易发生的病症是
   A. 湿滞　B. 水肿
   C. 痰饮　D. 瘀血
   E. 眩晕

4. 老年人体质特点是
   A. 易虚易实　B. 形气未充
   C. 气血郁滞　D. 脏腑娇嫩
   E. 易寒易热

5. 中医强调“因地制宜”的理论源于
   A. 性别因素对体质的影响
   B. 遗传因素对体质的影响
   C. 人文环境对体质的影响
   D. 年龄因素对体质的影响
   E. 地理环境对体质的影响

6. 素体湿盛，易感
A. 风　B. 寒
C. 火（暑）　D. 湿
E. 燥
7. “纯阳之体”是指
A. 小儿　B. 青年　C. 壮年
D. 老年　E. 女性
8. 正常的体质应是
A. 阳常有余　B. 阴气较盛
C. 阴阳偏衰　D. 阴阳平和
E. 阴常不足
9. 完整的、系统的中医体质学说理论体系形成于
A. 春秋战国时期　B. 宋金元时期
C. 明清时期　D. 20世纪70年代
E. 魏晋隋唐时期
10. 按年龄的体质变化过程，成年人的体质偏向为
A. 阴盛阳衰之体　B. 精气神渐之体
C. 稚阴稚阳之体　D. 阴衰阳亢之体
E. 脏腑功能强健之体
11. 男女体质日渐虚性化时期是
A. 青春期　B. 壮年期
C. 更年期　D. 少儿期
E. 老年期
12. 女子以为先天的脏是
A. 心　B. 肺　C. 肝
D. 脾　E. 肾
13. 男子以为先天的脏是
A. 肝　B. 心　C. 肾
D. 脾　E. 肺
14. 肥人多痰，易感
A. 湿　B. 热　C. 火
D. 燥　E. 寒
15. 健康人的理想的体质类型应该是
A. 肥胖质　B. 偏阴质
C. 偏阳质　D. 阴阳平和质
E. 瘦小质

（二）B型题

A. 寒化　B. 热化　C. 燥化
D. 湿化　E. 火化
1. 气虚湿盛体，受邪后多从
2. 素体津亏血耗者，受邪后多从

A. 可变性　B. 持续性
C. 相对稳定性　D. 绝对性
E. 普遍性
3. 后天因素使体质具有
4. 先天因素使体质具有

二、多项选择题

1. 人体的体质形成是基于
A. 地域气候　B. 养生防病
C. 先天因素　D. 性别差异
E. 后天获得
2. 偏阳质患者病后，病机易
A. 伤气　B. 伤阳
C. 伤阴　D. 化寒
E. 化燥
3. 偏阴质易感的邪气主要有
A. 暑邪　B. 热邪　C. 湿邪
D. 寒邪　E. 风邪
4. 完全的健康包括
A. 躯体健康　B. 心理健康
C. 睡眠时间过长　D. 年轻体胖
E. 适应性好
5. 偏阳质的易感邪气有
A. 湿邪　B. 风邪　C. 火邪
D. 寒邪　E. 暑邪
6. 人体的体表形态包括
A. 肥瘦长短
B. 皮肉的厚薄坚脆
C. 生长发育水平
D. 体重
E. 人体各部大小
7. 偏阴质临床常形成
A. 痰湿体质　B. 阴虚体质
C. 阳盛体质　D. 阳虚体质
E. 水饮体质
8. 体质学说在临床主要应用于
A. 病机学　B. 阴阳五行学说
C. 养生学　D. 治疗学
E. 发病学
9. 气禀又称为
A. 气质　B. 先天之气
C. 气性　D. 禀性
E. 后天之气
10. 体质学理论认为，体质决定着
A. 临床证候类型之不同

B. 对某种病因的易感性

C. 同病异治、异病同治

D. 病机的从化与传变

E. 发病与否及发病情况

三、填空题

1.《灵枢 · 寿夭刚柔》:"余闻人之生也,________,________,有短有长,________。"

2.《类经 · 藏象类》:"形神俱备,________。"

3. 体质是在先天禀赋和后天获得的基础上所形成的________、________、________方面相对稳定的个体化特性。

4. 肥人________多,瘦人________多。

5.《素问 · 阴阳应象大论》:"人有五脏化五气,以生________。"

6.《医理辑要 · 锦囊觉后编》:"要知易风为病者,________;易寒为病者,阳气素弱;________,阴气素衰;________,脾胃必亏;易劳伤者,中气必损。"

7.《医宗金鉴 · 杂病心法要诀》:"凡此九气丛生之病,壮者得之,________;弱者得之,________。"

8.《医门棒喝 · 六气阴阳论》:"邪之阴阳,随人身之________而变也。"

9.《灵枢 · 根结》:"刺布衣者________,刺大人者________。"

四、名词解释

1. 体质

2. 禀赋

3. 先天因素

4. 后天因素

5. 病机从化

五、简答题

1. 简述体质的概念。

2. 简述体质的形成因素。

3. 简述偏阳质人的体质特征及发病特点。

4. 简述从化概念与一般规律。

5. 简述年龄因素对体质的影响。

六、论述题

1. 试述体质的特点。

2. 试述体质与脏腑经络及精气血津液的关系。

3. 试述体质学说在辨证中的运用。

4. 举例说明体质对发病的影响。

第六章　病　　因

板书与教案栏——浓缩教材精华，打破听记矛盾

- 概述
  - 病因——导致疾病发生的原因
  - 病因学说——研究各种病因的概念、形成、性质、致病特点及其所致病证临床表现的理论
  - 中医对病因的分类及其沿革
    - 秦国名医医和提出六气病源说——六气，阴、阳、风、雨、晦、明
    - 《内经》阴阳分类法
      - 生于阳——得之风雨寒暑
      - 生于阴——得之饮食居处，阴阳喜怒
    - 《内经》三部分类法
      - 脏——喜怒不节则伤脏
      - 上——风雨则伤上
      - 下——清湿则伤下
    - 张仲景的发病途径分类法
      - 一者——经络受邪，入脏腑，为内所因也
      - 二者——四肢九窍，血脉相传，壅塞不通，为外皮肤所中也
      - 三者——房室、金刃、虫兽所伤
    - 晋・葛洪三因论
      - 一为内疾
      - 二为外发
      - 三为他犯
    - 隋・巢元方首次提出具有传染性的“乖戾之气”
    - 宋・陈无择的三因分类法
      - 外所因——六淫
      - 内所因——七情
      - 不内外因——饮食劳倦、跌仆金刃，虫兽所伤
    - 现代的病因分类
      - 1. 外感病因——六淫、疠气
      - 2. 内伤病因——七情、劳逸失常，饮食失宜
      - 3. 病理产物形成的病因——水湿、痰饮、瘀血、结石
      - 4. 其他病因——外伤、寄生虫、药邪、医过、先天因素
    - 教材的病因分类：外感病因、内伤病因、病理产物性病因、其他病因等四类
    - 中医探求病因的方法
      - 1. 通过问诊了解疾病发生的原因，即问诊求因
      - 2. 以主要临床表现为依据，分析病证的症状、体征来推求病因，即辨证求因

第一节 外感病因

一、六淫

（一）六淫的概念及共同致病特点

六淫的概念
- 六淫——指风、寒、暑、湿、燥、火（热）六种外感病邪
- 六气——指风、寒、暑、湿、燥、火六种正常的自然界气候变化
- 六淫产生的因素
  - 自然界气候异常变化，超过了人体的适应能力
  - 人体的正气不足，抵抗力下降，不能适应气候变化
- 自然界的气候变化异常与否的相对性
  - 一是与该地区常年同期气候变化相比
    - 六气太过或不及；非其时而有其气
    - 气候变化过于急骤
  - 二是气候变化作为致病条件，主要是与人体正气的强弱及调节适应能力相对而言

六淫的共同特点
- 外感性——多从肌表、口鼻侵入人体而发病，其所致疾病称为“外感病”
- 季节性——有明显的季节性，如春季多风病，夏季多暑病，长夏多湿病，秋季多燥病，冬季多寒病，六淫致病与时令气候变化密切相关，又称之为“时令病”
- 地域性——与生活、工作的区域环境密切相关。如西北多燥病、东北多寒病、江南多湿热为病；久居潮湿环境多湿病；长期高温环境作业者，多燥热或火邪为病等
- 相兼性——既可单独伤人致病，又可两种以上同时侵犯人体而为病。如风热感冒、暑湿感冒、湿热泄泻、风寒湿痹等

（二）六淫各自的性质和致病特点

1. 风邪

风邪的概念
- 凡致病具有善动不居、轻扬开泄等特性的外邪
- 风邪侵入所发病证——外风证
- 风虽为春季的主气，但终岁常在。风邪为病，四季常有，以春季为多见

风邪的性质和致病特点
- （1）风为阳邪，轻扬开泄易袭阳位
  - 风邪善动不居，具有轻扬、升发、向上、向外的特性而属阳邪
  - 风性开泄——易使腠理宣泄而开张——可见汗出、恶风等
  - 易袭阳位
    - 上部
      - 头——头痛、项强
      - 肺——鼻塞、咽痒、咳嗽
    - 肌表——汗出、恶风、发热
    - 阳经——阳经受病
- （2）善行而数变
  - 善行：发病病位游移、行无定处。如风痹之游走性关节疼痛，痛无定处
  - 数变：致病变幻无常，发病迅速。如风疹块（荨麻疹）表现为皮肤瘙痒时作，疹块发无定处，此起彼伏，时隐时现等特征
- （3）风性主动：其致病具有动摇不定的特征：眩晕、震颤、抽搐、角弓反张、两目上视等
- （4）风为百病之长
  - 风邪常兼他邪合而伤人，为外邪致病的先导：因风性开泄，他邪常依附于风而侵入发病
  - 风邪袭人，致病最多
    - 风邪终岁常在，发病机会多
    - 风邪侵入，无孔不入，遍及全身

2. 寒邪

寒邪的概念
- 凡致病具有寒冷、凝结、收引特性的外邪
- 寒为冬季的主气，也可见于其他季节。如气温骤降、贪凉露宿、恣食生冷、空调过凉等
- 寒邪侵入所致病证称为外寒
  - 寒客肌表，郁遏卫阳——伤寒
  - 寒邪直中于里，伤及脏腑阳气——中寒

寒邪的性质和致病特点
- （1）寒为阴邪，易伤阳气
  - 寒邪袭表，阻遏卫阳——恶寒、发热、无汗、鼻塞、流清涕等
  - 直中脾胃，损伤脾阳——脘腹冷痛、呕吐腹泻等
  - 直中少阴，损心肾之阳——恶寒蜷卧、手足厥冷、下利清谷、小便清长等
- （2）寒性凝滞主痛：气血津液凝结，经脉阻滞不通，不通则痛
  - 侵袭肌表——一身尽痛
  - 犯关节——关节疼痛剧烈（寒痹）
  - 犯中焦——脘腹冷痛
  - 寒客肝脉——少腹、阴部冷痛
- （3）寒性收引：气机收敛，腠理、经络、筋脉收缩挛急
  - 侵袭肌表——恶寒无汗
  - 寒客血脉——头身疼痛，脉紧
  - 寒客关节——关节屈伸不利

3. 暑邪

暑邪的概念
- 夏至以后，立秋以前，凡致病具有炎热、升散、兼湿特性的外邪
- 暑邪为夏季的主气，致病有明显的季节性
  - 先夏至日为病温
  - 后夏至日为病暑
- 暑邪致病
  - 伤暑——起病缓，病情轻
  - 中暑——发病急，病情重

暑邪的性质和致病特点
- （1）暑为阳邪，其性炎热——暑邪伤人多见高热、心烦、面赤、脉洪大等阳热症状
- （2）暑性升散，扰神伤津耗气
  - 上扰心神头目——心胸烦闷不宁，头昏，目眩，面赤
  - 开泄腠理
    - 汗多伤津
    - 气随津泄
    - 津气伤则口渴尿赤，气短乏力
- （3）暑多夹湿
  - 发热、烦渴——暑热症状
  - 身热不扬，四肢困倦、胸闷呕恶、便溏——湿滞症状

4. 湿邪

湿邪的概念
- 凡致病具有重浊、黏滞、趋下特性的外邪
- 湿为长夏的主气，也可见于其他季节。长夏即农历六月，时值夏秋之交，阳热尚盛，雨水且多，热蒸湿腾，潮湿充斥，为一年中湿气最盛的季节
- 湿邪侵人所致病证称为外湿——多由气候潮湿、涉水淋雨、居处潮湿、水中作业而致

湿邪的性质和致病特点
- （1）湿为阴邪，易损伤阳气，阻遏气机
  - 湿性类水——故为阴邪
  - 阴胜则阳病——尤以损伤脾阳为著
  - 气机升降失常——胸膈满闷、脘痞腹胀、二便不爽
- （2）湿性重浊
  - 重——临床表现以沉重感为特征——头重如裹、四肢沉重
  - 浊——指分泌物、排泄物秽浊不清——如面垢、眵多、下痢脓血、赤白带下
- （3）湿性黏滞
  - 黏即黏腻
  - 滞即停滞
  - →
    - 症状的黏滞性——分泌物、排泄物黏滞，如二便黏腻不爽
    - 病程的缠绵性——起病隐缓，病程迁延，反复发作，缠绵难愈
- （4）湿性趋下，易袭阴位——湿性重浊，类水而就下，易伤人体下部，以人体下部症状为多

5. 燥邪

燥邪的概念
- 凡致病具有干燥、收敛等特性的外邪
- 燥为秋季的主气，兼邪不同可分
  - 温燥——由燥与热合所致
  - 凉燥——由燥与寒合所致
- 燥邪伤人，发为外燥

燥邪的性质和致病特点
- （1）燥性干涩，易伤津液——口鼻干燥、咽干口渴，皮肤干涩、甚则皲裂，毛发不荣，小便短少，大便干结
- （2）燥易伤肺——损伤肺津，使肺宣降失职，表现干咳少痰，痰黏难咯，痰中带血，喘息胸痛

6. 火（热）邪

火（热）邪的概念
- 凡致病具有炎热升腾等特性的外邪
- 火热无明显的季节性，四季均可发生
- 火热侵人所致病证称为外感火热病证或外火证
- 火与热的异同
  - 相同点：本质皆为阳盛，均为外感六淫邪气，致病基本相同
  - 主要区别
    - 热，其性弥漫，临床多全身弥漫性发热征象
    - 火，其性结聚，临床表现为某些局部症状，如肌肤局部红、肿、热、痛，或口舌生疮，或目赤肿痛等

火（热）邪的性质和致病特点
- （1）火热为阳邪，其性炎上
  - 火热之性燔灼升腾——故为阳邪
  - 阳胜则热：高热、烦渴、汗出、脉洪数等症
  - 火性炎上：火热病证以人体上部头面部多见，如头痛、咽痛、唇烂等
- （2）火热易扰心神——故见心烦失眠、狂躁不安，神昏谵语
- （3）火热易伤津耗气
  - 伤津（迫津外泄、消灼阴津）——口渴喜饮，咽干舌燥，尿赤便秘
  - 耗气（壮火食气、气随津泄）——体倦、乏力、少气
- （4）火热易生风动血
  - 生风：火热燔灼肝阴，使肝阳亢奋，肝风内动，致高热、抽搐、角弓反张
  - 动血：热邪灼伤脉络，迫血妄行，致各种出血
- （5）火热易致疮痈——热邪腐蚀血肉——疮疡痈肿

二、疠气

（一）疠气的概念
- 含义——是一类具有强烈致病性和传染性的外感病邪
- 别名——疫毒、疫气、异气、戾气、毒气、乖戾之气等
- 传播途径——空气、口鼻、饮食、蚊虫叮咬、虫兽咬伤、皮肤接触等途径

（二）疠气的致病特点
- 发病急骤，病情危笃——来势凶猛，常见发热、扰神、动血、生风、剧烈吐泻等危重症状。缓者朝发夕死，重者顷刻而亡
- 传染性强，易于流行——通过多种途径传播，无论男女老少强弱，触之者即病，既可大面积流行，也可散在发生
- 一气一病，症状相似——疠气具有特异性，对机体作用部位具有一定的选择性，每种疠气均有各自特异的临床特点和传变规律

（三）影响疠气产生的因素
- 气候因素——久旱、酷热、洪涝、湿雾瘴气等
- 环境因素——水源、空气污染、食物污染、饮食不当
- 预防措施不当——预防工作所采取的措施不当
- 社会因素——战乱不停，社会动荡不安，工作环境恶劣，生活贫困

测试与考研栏——驰骋考场，成就高分能手

一、单项选择题

（一）A型题

1. 暑邪伤人，症见身热不扬，四肢困重，其原因是
   A. 暑多耗气　B. 暑多伤津
   C. 暑多夹湿　D. 暑性升散
   （中医综合A型题，2022，7题）
2. 下列选项中，不属于风淫证表现的是
   A. 咽痒咳嗽　B. 皮肤瘙痒
   C. 口眼歪斜　D. 头晕欲扑
   （中医综合A型题，2022，13题）
3. “因于湿，首如裹”（《素问·生气通天论》）主要反映的是
   A. 湿为阴邪，易伤阳气
   B. 湿性黏滞，易阻气机
   C. 湿性秽浊，蒙蔽心窍
   D. 湿性重浊，阻遏清阳
   （中医综合A型题，2021，7题）
4. 中医“戾气学说”提出“瘟疫”的病原是
   A. 天地间别有的一种异气
   B. 天地间的湿毒邪气
   C. 六气过及所化之火
   D. 湿毒之气/热毒邪气所化之火
   （中医综合A型题，2020，1题）
5. 湿邪与寒邪致病的共同点是
   A. 阻遏气机　B. 易伤阳气
   C. 收引凝滞　D. 重浊黏腻
   （中医综合A型题，2019，7题）
6. 下列选项中，体现风性善行的是
   A. 眩晕震颤　B. 痛无定处
   C. 手足抽搐　D. 角弓反张
   （中医综合A型题，2018，7题）
7. 风邪伤人，痛无定处，所体现的是
   A. 风为阳邪　B. 风性数变
   C. 风性开泄　D. 风性善行
   （中医综合A型题，2015，9题）
8. 下列各项中，不属于六淫致病特点的是
   A. 传染性　B. 季节性
   C. 地域性　D. 相兼性
   （中医综合A型题，2014，9题）
9. 易侵犯人体上部和肌腠的外邪是
   A. 风邪　B. 寒邪
   C. 湿邪　D. 燥邪
   （中医综合A型题，2013，9题）
10. 最易导致疼痛的外邪是
    A. 风邪　B. 寒邪
    C. 暑邪　D. 燥邪
11. 疠气最主要的致病特点是
    A. 发病急　B. 病势重
    C. 症状相似　D. 传染性强
12. 六淫致病后易扰乱神明的是
    A. 风邪
    B. 寒邪
    C. 火热之邪
    D. 湿邪
13. 燥邪致口舌干燥的原因是
    A. 燥性干涩，易伤人体之津液
    B. 燥邪伤肺，肺气不利，水津不布
    C. 肾恶燥，燥伤肾，津液气化失常
    D. 燥邪化热，津液受损
14. 中医学探求病因的方法是
    A. 辨证求因　B. 辨证论治
    C. 审察内外　D. 四诊合参
15. “六淫”是指
    A. 六气
    B. 六种毒气
    C. 六种外感病邪的统称
    D. 六种疠气

（二）B型题

A. 体质因素　B. 情志刺激
C. 气候变化　D. 饮食偏嗜

1. 与疠气致病关系密切的是
2. 机体对邪气的易感性主要取决于
   （中医综合B型题，2019，82～83题）

A. 其性升散，耗气伤津
B. 其性炎热，生风动血
C. 其性凝滞，易致疼痛
D. 其性干涩，易伤津液

3. 暑邪的性质和致病特点是
4. 燥邪的性质和致病特点是

（中医综合B型题，2016，83～84题）

A. 风邪　B. 寒邪
C. 暑邪　D. 湿邪

5. 六淫邪气中，易阻遏气机的是
6. 六淫邪气中，易耗伤津气的是

（中医综合B型题，2013，83～84题）

A. 湿邪　B. 火邪
C. 暑邪　D. 寒邪

7. 易侵犯头面部的邪气是
8. 易侵犯人体下部的邪气是

（中医综合B型题，2012，83～84题）

A. 寒邪　B. 风邪
C. 燥邪　D. 湿邪

9. 轻扬开泄的外邪是
10. 易袭阴位的外邪是

二、多项选择题

1. 寒性收引致病
A. 胸膈满闷，苔白　B. 肢体沉重，便溏
C. 头身疼痛，无汗　D. 冷厥不仁，脉紧

（中医综合X型题，2021，113题）

2. 暑邪与热邪的致病共同特点
A. 耗气　B. 伤津
C. 扰神　D. 动血

（中医综合X型题，2019，112题）

3. 疠气的致病特点
A. 从口鼻而入　B. 一气一病
C. 明显季节性　D. 人畜可同时患病

（中医综合X型题，2018，106题）

4. 下列与湿性趋下致病特点相关的疾病
A. 带下量多　B. 小便淋浊
C. 大便泄泻　D. 下肢水肿

（中医综合X型题，2018，113题）

5. 属于疠气致病特点的是
A. 发病急骤，病情危笃
B. 病程漫长，反复发作
C. 一气一病，症状相似
D. 传染性强，易于流行

（中医综合X型题，2016，127题）

6. 易耗伤津液的病邪有
A. 风邪　B. 燥邪
C. 暑邪　D. 火邪

7. 热邪的性质和致病特点是
A. 热性干涩　B. 热为阳邪
C. 易扰心神　D. 易生风动血

8. 六淫致病的共同特点有
A. 外感性　B. 季节性
C. 相兼性　D. 地域性

9. 风性主动常表现为
A. 疮疡　B. 震颤
C. 四肢抽搐　D. 角弓反张

10. 属性为阴的邪气有
A. 风邪　B. 暑邪
C. 湿邪　D. 寒邪

三、填空题

1. 根据疾病的发病途径和形成过程，将病因分为________、________、________、______四类。
2. ________、________是中医探求病因的主要方法。
3. 六淫即________、________、________、________、________、________的统称。
4. 风性善行，是指风邪具有________、________的特点。
5. 痛者，________多也，________故痛也。（《素问·痹论》）
6. ________客于脉外则脉寒，脉寒则________，缩蜷则脉________，绌急则外引________，故卒然而痛。（《素问·举痛论》）
7. 气虚身热，________。（《素问·刺志论》）
8. ________则濡泻，甚则水闭胕肿。（《素问·六元正纪大论》）
9. 伤于湿者，________。（《素问·太阴阳明论》）
10. ________，热盛则肉腐，肉腐则为脓，故名曰痈。（《灵枢·痈疽》）

四、名词解释

1. 六淫
2. 六气
3. 疠气
4. 风性开泄
5. 寒性凝滞
6. 暑性升散
7. 湿性重浊
8. 燥性干涩

五、简答题

1. 简述“风为百病之长”的内涵。
2. 简述“湿性趋下，易袭阴位”的内涵。
3. 简述火与热的区别与联系。
4. 简述温燥与凉燥的区别。
5. 简述疠气的致病特点。

六、论述题

1. 试述风邪性质及致病特点。
2. 试述火邪性质及致病特点。

第二节　内伤病因

一、七情内伤

（一）七情内伤的基本概念

概念
- 七情——即喜、怒、忧、思、悲、恐、惊七种正常的情志活动，是人体对内外环境变化所产生的情志反应
- 七情内伤——只有强烈持久的情志刺激，超越了人体的生理和心理适应能力，损伤机体脏腑精气，导致功能失调，或人体正气虚弱，脏腑精气虚衰，对情志刺激的适应调节能力低下，因而导致疾病发生或诱发时，七情则称为“七情内伤”

七情与内脏精气的关系
- 生理：脏腑精气是情志产生的物质基础
  - 人有五脏化五气
  - 以生喜怒悲忧恐
    - 心在志为喜
    - 肝在志为怒
    - 脾在志为思
    - 肺在志为悲忧
    - 肾在志为恐
- 病理：情志过激持续不断
  - 脏腑精气阴阳失调
  - 首先伤心神，再伤他脏

（二）七情内伤的致病特点

1. 直接伤及内脏
   - （1）七情损伤相应之脏
     - 过怒伤肝；过喜伤心；过思伤脾；过悲伤肺
     - 过恐伤肾
   - （2）七情首先影响心神——情志之伤，虽五脏各有所属，然求其所由，则无不从心而发
   - （3）数情交织，多伤心肝脾
   - （4）易损伤潜病之脏腑：如情志所伤，胸痹患者首现胸闷、胸痛等症。潜病，是指病变已经存在但无明显临床表现的病证

2. 影响脏腑气机
   - 怒则气上——过度愤怒，使肝气横逆上冲——头胀头痛，甚则呕血、昏厥
   - 喜则气缓——过喜使心气涣散，神不守舍——精神不集中，甚则失神狂乱
   - 悲则气消——过度悲忧，损伤肺气——精神萎靡，气短乏力
   - 恐则气下——恐惧过度，使肾气不固，气泄于下——二便失禁，甚则遗精，昏厥
   - 惊则气乱——突然受惊，使心气紊乱——心悸，惊恐不安
   - 思则气结——思虑过度，使脾气郁结——脘腹胀满，纳呆便溏

3. 多发为情志病
   - （1）因情志刺激而发的病证，如郁证、癫、狂等
   - （2）因情志刺激而诱发的病证，如胸痹、真心痛、眩晕等身心疾病
   - （3）其他原因所致但具有情志异常表现的病证，如消渴、恶性肿瘤、慢性肝胆疾病等

4. 七情变化影响病情
   - 情绪积极乐观，七情反应适当则有利于疾病康复
   - 情绪消沉，悲观失望，七情异常波动，使病情加重恶化，甚则死亡

二、饮食失宜

（一）饮食不节
- 过饥——摄食不足——气血生化乏源，脏腑组织失养
  - 正虚易招邪侵
  - 继发他疾
  - 影响儿童发育
- 过饱——脾胃损伤——脘腹胀满、嗳腐吞酸、呕吐泄泻、纳呆厌食，引发他病

（二）饮食不洁
- 腐败变质食物——胃肠功能失调
- 寄生虫污染食物——导致寄生虫病
- 疫毒污染食物——发生某些传染性疾病
- 毒性食物——轻则伤及脾胃，重则危及生命

（三）饮食偏嗜
- 寒热偏嗜
  - 偏食生冷寒凉，耗伤脾胃阳气，导致寒湿内生
  - 偏食辛热温燥，使肠胃积热，酿成痔疮等
- 五味偏嗜——脏气偏胜——伤及本脏及相关之脏（尤其伤及所胜之脏）
- 食类偏嗜
  - 过食肥甘厚味——伤及脾胃——助湿，生痰化热，或生痈疡
  - 因偏食而致营养缺乏——引发瘿瘤（碘缺乏）、夜盲（维生素A缺乏）等疾患
- 嗜酒成癖：伤及肝脾，久易聚湿、生痰、化热而致病，甚则变生癥积

三、劳逸失度

（一）过劳
- 劳力过度——劳则气耗，损伤形体，则少气懒言、体倦神疲、喘息汗出；久立伤骨，久行伤筋
- 劳神过度——思虑太过，暗耗心血，损伤脾气——心悸失眠、健忘、纳呆腹胀、便溏
- 房劳过度——肾精、肾气耗伤——腰膝酸软、眩晕耳鸣、精神萎靡、性功能减退，导致早衰

（二）过逸
- 安逸少动，气机不畅——脾胃呆滞，气滞血瘀，水湿痰饮内生——食少胸闷，痰盛体胖
- 阳气不振，正气虚弱——动则心悸、气喘汗出，抗邪无力，易感外邪致病
- 长期用脑过少，加之阳气不振，导致神气衰弱——精神萎靡、健忘、反应迟钝

测试与考研栏——驰骋考场，成就高分能手

一、单项选择题

（一）A型题

1. 劳力过度对机体的主要损害是
   A. 耗气　B. 伤神
   C. 耗血　D. 伤精
   （中医综合A型题，2016，9题）
2. 根据《素问·生气通天论》饮食偏嗜伤及五脏的论述，味过于苦则
   A. 大骨气劳，短肌　B. 脾气不濡，胃气乃厚
   C. 筋脉沮弛，精神乃央　D. 心气喘满，色黑
   （中医综合A型题，2013，10题）
3. “脉凝泣而变色”（《素问·五脏生成》）的原因是
   A. 多食咸　B. 多食苦
   C. 多食甘　D. 多食辛
   （中医综合A型题，2015，10题）
4. “皮槁而毛拔”（《素问·五脏生成》）的原因是
   A. 多食咸　B. 多食苦
   C. 多食甘　D. 多食辛
   （中医综合A型题，2016，10题）
5. 易致心神耗伤、脾气郁结的原因是
   A. 思虑过度　B. 喜乐过度
   C. 恼怒过度　D. 悲伤过度
   （中医综合A型题，2012，9题）
6. 根据《素问·宣明五气》所述，“久行”易伤的是
   A. 血　B. 筋
   C. 骨　D. 肉

（中医综合A型题，2012，10题）

7. 依据《素问·宣明五气》理论，久卧易伤及的是
   A. 气 B. 血 C. 肉
   D. 精 E. 筋
8. 根据情志致病的理论，可导致二便失禁、遗精滑泄的是
   A. 思虑过度 B. 愤思不已
   C. 恐惧过度 D. 悲伤至极
9. 七情太过首先伤及
   A. 肝气 B. 脾阳
   C. 肾精 D. 肺津
   E. 心神
10. 情志失调可形成火热证候，称为
   A. 五气化火 B. 心火上炎
   C. 肝郁化火 D. 五志化火
   E. 阴虚火旺
11. 劳神过度主要伤及
   A. 肝脾 B. 肺脾
   C. 脾肾 D. 心脾
   E. 心肾
12. 长期形体少动，先是导致
   A. 气血运行不畅 B. 脏腑功能减退
   C. 脾胃运化呆滞 D. 心肺之气不足
   E. 形体消瘦痿废
13. 惊则易于导致
   A. 气上 B. 气乱
   C. 气结 D. 气消
   E. 气下
14. 过饱主要损伤
   A. 心肾 B. 肝肾
   C. 脾胃 D. 心脾
   E. 心肺
15. 过食肥甘厚味，易于
   A. 阻滞气机 B. 损伤胃肠
   C. 化热生痰 D. 营养失调
   E. 寒湿内生

（二）B型题

   A. 怒则气上 B. 悲则气缓
   C. 喜则气消 D. 思则气结
1. 因情志变化导致头晕头疼，甚则昏厥、呕吐的理论根据
2. 因情志变化而致食欲不振，脘腹胀满，大便溏泄

（中医综合B型题，2022，84～85题）

   A. 肝火上炎 B. 肝不藏血
   C. 肝阳上亢 D. 肝血不足
3. 情志不遂，气郁日久易致
4. 房室劳倦，肾阴耗伤易致

（中医综合B型题，2012，85～86题）

   A. 惊则气乱 B. 喜则气缓
   C. 恐则气下 D. 悲则气消
   E. 思则气结
5. 导致心气涣散，神不守舍的原因是
6. 导致二便失禁，精遗骨痿的原因是

二、多项选择题

1. 过度安逸可致
   A. 食少腹胀 B. 疲倦乏力
   C. 易感外邪 D. 精神萎靡

（中医综合X型题，2022，112题）

2. 五味偏嗜的发病特点
   A. 有伤五味相应之脏 B. 导致脏腑阴阳失调
   C. 常可伤己所胜之脏 D. 伤及五脏所主五体

（中医综合X型题，2022，113题）

3. 过度愤怒可导致
   A. 飧泄 B. 呕血
   C. 昏厥 D. 痿厥

（中医综合X型题，2015，127题）

4. 饮食不节致病表现为
   A. 脾胃损伤 B. 饮食停滞
   C. 气血衰少 D. 聚湿成痰
   E. 化生内热
5. 过劳包括
   A. 劳力过度 B. 劳神过度
   C. 房劳过度 D. 安逸过度
   E. 饮酒过度
6. 内伤病因包括
   A. 劳逸失度 B. 七情内伤
   C. 疠气病邪 D. 饮食失宜
   E. 瘀血阻滞
7. 关于七情，论述正确的是
   A. 归属外感病因范畴
   B. 一般不会使人致病

C. 对人体内外环境的反映

D. 属正常的活动范围

E. 七种正常情志活动

三、填空题

1. 肝在志为________，心在志为________，脾在志为________，肺在志为________，肾在志为________。(《素问·阴阳应象大论》)
2. 血有余则________，不足则________。(《素问·调经论》)
3. 百病生于气也，怒则气______，恐则气______，喜则气________，悲则气________，惊则气________，思则气________。(《素问·举痛论》)
4. ________，物化之常也。________，夭之由也。(《素问·至真要大论》)
5. 因而________，________乃伤，高骨乃坏。(《素问·生气通天论》)
6. 因而________，________横解，肠澼为痔。(《素问·生气通天论》)
7. 高梁之变，________。(《素问·生气通天论》)

四、名词解释

1. 七情
2. 怒则气上
3. 五志化火
4. 劳则气耗
5. 房劳过度

五、简答题

1. 简述七情内伤与六淫的不同。
2. 简述饮食所伤包括哪几个方面，主要引起的病理变化有哪些。
3. 简述五味偏嗜对脏腑的影响。
4. 简述劳神过度的含义及对心脾功能的影响。
5. 简述七情内伤皆由心而发的原因。

六、论述题

1. 试述七情内伤的致病特点。
2. 试述劳逸失度的致病特点。

第三节　病理产物性病因

板书与教案栏——浓缩教材精华，打破听记矛盾

一、痰饮

- 概念
  - 含义：痰饮是机体水液代谢障碍所形成的病理产物。较稠浊的为痰，清稀的为饮
  - 痰
    - 有形之痰——指视之可见，闻之有声的痰液，如咳嗽之吐痰
    - 无形之痰——指只见其征象，不见其形质的痰病，如眩晕、癫狂等
  - 饮：因其所停留的部位不同而有“痰饮”、“悬饮”、“支饮”、“溢饮”等不同名称

（一）痰饮的形成

- 外感六淫、内伤七情、饮食失宜
  - 肺、脾、肾、肝、三焦、膀胱 → 脏腑气化功能失常
    - 肺失宣肃，水津不能敷布下输
    - 脾失健运，水湿停聚
    - 肾气化失司，水湿不得蒸化
    - 肝疏泄失常，津液停积
    - 三焦水道不通，津液失布
    - 膀胱贮尿排尿失常
  - → 水液代谢障碍 → 聚而生成水湿痰饮
- 与痰饮形成直接相关的某些外感内伤因素
  - 外感湿邪，留滞成痰
  - 七情内伤，气郁水停
  - 血行瘀滞，水液不行
  - 恣食肥甘厚味，湿浊内生
  - 饮食不化，痰饮内生

（二）痰饮的致病特点

- 阻滞气血运行
  - 痰阻经络——肢体麻木，屈伸不利
  - 痰滞脏腑
    - 痰饮阻肺——胸闷，咳嗽，喘促
    - 痰饮停胃——脘腹胀满，恶心呕吐
    - 痰阻心脉——胸闷心痛
- 影响水液代谢
  - 痰湿困脾——水湿不运
  - 痰饮阻肺——宣降失职，水液不布
  - 痰饮停滞下焦——影响肾、膀胱的蒸化功能，致水液停蓄
- 易于蒙蔽心神——蒙蔽清窍，扰乱心神——头晕目眩，精神不振，神昏谵妄等
- 致病广泛，变幻多端
  - 百病多由痰作祟：痰饮随气流行全身各处，致病较广且易兼邪致病，病证繁杂，变化多端
  - 怪病多痰：奇难怪病，多为停痰留饮而致

（以上各项）多见滑腻舌苔

二、瘀血

瘀血的概念：是指体内血液停积而形成的病理产物——包括体内瘀积的离经之血和阻滞于经脉及脏腑组织内运行不畅的血液——又称恶血、衃血、蓄血、败血、污血等

瘀血与血瘀的区别
- 血瘀指血液运行不畅或血液瘀滞不通的病理状态，属病机学概念
- 瘀血指能继发新病变的病理产物，属于病因学概念

（一）瘀血的形成

- 血出致瘀
  - 各种外伤使脉管破损
  - 脾不统血，肝不藏血
  - 经行不畅或流产

  ——所出之血未能排出体外或及时消散而成瘀
- 气滞致瘀——气行则血行，气滞血亦滞
- 因虚致瘀
  - 气虚则运血无力
  - 阳虚则脉道失于温通而滞涩
  - 阴虚则脉道失于柔润，血行不利
- 血寒致瘀——血得寒则凝
- 血热致瘀
  - 血热互结，煎灼津液，炼血成瘀
  - 热灼脉络，迫血妄行，积于体内
- 津亏致瘀：津液亏虚，血液黏稠，运行涩滞，导致瘀血
- 痰饮致瘀：痰饮停滞，阻滞气机，妨碍血行，导致痰瘀互结

（二）瘀血的致病特点

- 易于阻滞气机——血瘀必兼气滞，如外伤出血，局部气机郁滞，而见青紫、肿胀、疼痛等症
- 影响血脉运行
  - 瘀血阻心，胸痹心痛
  - 瘀血阻肝，肝络阻滞
  - 瘀阻脉道，血溢脉外
  - 阻滞经脉，气血运行不利，可见唇甲青紫，皮肤、舌面瘀斑，脉涩不畅
- 影响新血生成——瘀血不去，新血不生，肌肤甲错，毛发不荣
- 病位固定病症繁多
  - 瘀阻于心，胸闷心痛
  - 瘀阻于肺，胸痛、气促、咯血
  - 瘀阻于肝，胁痛、癥积、肿块
  - 瘀阻胞宫，经行不畅，可见痛经、闭经、经色紫暗有块
  - 瘀阻肢体，可见肿痛青紫
  - 瘀阻于脑，脑络不通，突然昏倒，不省人事，痴呆，语言謇涩

（三）瘀血致病的病症特点
- 1. 疼痛：刺痛拒按，痛处固定，夜间痛甚
- 2. 肿块：体表可见局部青紫肿胀隆起的血肿；体内可有扪之质硬坚固难移的癥积
- 3. 出血：紫暗有块
- 4. 色紫暗：面色紫暗，唇甲青紫；舌质紫暗，瘀斑瘀点
- 5. 可现肌肤甲错及脉象上的某些异常，如涩脉或结代脉等

三、结石

结石的含义——是指体内某些部位形成并停滞为病的砂石样病理产物或结块。

（一）结石的形成
- 1. 饮食不当
  - 偏食肥甘厚味，内生湿热，蕴结肝胆，久淤而为胆结石
  - 空腹吃柿子、黑枣——影响胃的受纳和通降——胃结石
  - 饮用硬水等——肾结石
- 2. 情志内伤——情志失调，肝胆气郁，胆汁蕴结，日久煎熬——形成结石
- 3. 药物服用不当——长期服用某些药物，使脏腑功能失调，药物沉积而形成结石
- 4. 体质差异——先天禀赋及后天因素引起体质差异，导致对某些物质的代谢失常，形成结石体质

（二）结石的致病特点
- 1. 多发于肝、肾、胆、胃、膀胱等脏腑，多见肾结石、胆结石、胃结石、膀胱结石
- 2. 病程较长，病情轻重不一
  - 结石多由湿热内蕴或气血瘀阻，日久煎熬而成，故病多慢且病程长
  - 症状由结石的大小和停留部位不同而不同：小者病轻，大者病重
- 3. 阻滞气机，损伤脉络
  - 影响气血津液运行：局部胀痛，水液停聚等
  - 结石大者，阻滞局部，可现腹部或腰部绞痛
  - 损伤脉络引起出血：如尿血等

测试与考研栏——驰骋考场，成就高分能手

一、单项选择题

（一）A型题

1. 痰饮和瘀血共同的致病特点
   A. 阻滞气机，影响血行
   B. 阻滞气机，蒙蔽神窍
   C. 阻滞气机，影响新血生成
   D. 阻滞气机，损伤脉络
   （中医综合A型题，2020，7题）

2. 以下不属于狭义痰饮证的表现是
   A. 脘腹痞闷，恶心纳呆
   B. 头目眩晕
   C. 肋间饱满，咳唾引痛
   D. 舌苔白腻
   （中医综合A型题，2019，13题）

3. 下列选项中不属于瘀血的表现是
   A. 皮肤斑疹，压之不褪色
   B. 月经淋漓，经色紫暗
   C. 小腹刺痛，夜间痛甚
   D. 腹部肿块，推之不移
   （中医综合A型题，2019，14题）

4. 下列各项，不属于瘀血致病症状特点的是
   A. 痛处固定　B. 爪甲紫暗
   C. 肌肤甲错　D. 夜间痛甚
   E. 疼痛胀满

5. “百病多由痰作祟”是指痰
   A. 致病广泛　B. 病势缠绵
   C. 阻滞气机　D. 阻碍气血
   E. 扰动神明

6. 与痰饮成因关系较小的内脏是
   A. 脾　B. 心　C. 肺
   D. 肾　E. 三焦

7. 结石致痛一般表现为
   A. 绞痛　B. 灼痛　C. 刺痛
   D. 隐痛　E. 冷痛

8. 痰饮、瘀血、结石在形成过程中均与下列哪项有关
   A. 寒凝　B. 气虚　C. 气滞
   D. 血热　E. 湿热

9. 关于痰的概念，错误的是

A. 浓度较大　　B. 其质稠黏
C. 形成水肿　　D. 炼液为痰
E. 阳气煎熬而成

10. 瘀血引起出血的特点是

A. 出血鲜红　　B. 出血色淡
C. 出血量多　　D. 出血紫暗
E. 出血量少

11. 与瘀血形成无关的是

A. 气虚　　B. 气滞　　C. 血寒
D. 血热　　E. 血虚

12. 结石致痛的机理是

A. 阻滞气机　　B. 经脉失养
C. 痰浊阻络　　D. 经脉瘀阻
E. 阻滞胃肠

13. 不属于结石致病特点的是

A. 形成肿块　　B. 阻滞气机
C. 损伤脉络　　D. 病程较长
E. 症状各异

14. 结石不发于

A. 心　　B. 肾　　C. 胆
D. 胃　　E. 膀胱

15. 梅核气为痰气结于

A. 心　　B. 咽喉　　C. 肠胃
D. 肺　　E. 皮肤

（二）B型题

A. 阻滞气机，损伤脉络
B. 致病广泛，变幻多端
C. 病位固定，病证繁多
D. 耗伤气血，蒙蔽心窍

1. 痰饮的致病特点是
2. 结石病的致病特点是

（中医综合B型题，2021，84～85题）

A. 痰饮　　B. 溢饮
C. 支饮　　D. 悬饮

3. 饮邪停于胸肺者称为
4. 饮邪停于胃肠者称

A. 喘咳咯痰　　B. 痛经崩漏
C. 恶心呕吐　　D. 瘰疬痰核
E. 眩晕昏冒

5. 痰浊上扰可见
6. 痰阻经络可见

A. 面颈胸臂血痣朱纹　　B. 胸闷心悸
C. 心痛心悸　　D. 腹部刺痛
E. 大便色黑如漆

7. 瘀阻脉络可见
8. 瘀阻胞宫可见

二、多项选择题

1. 下列各项中，可形成血瘀的有

A. 血热　　B. 血寒
C. 气滞　　D. 气虚

（中医综合X型题，2014，128题）

2. 痰饮的致病特点有

A. 阻滞气血运行　　B. 影响水液代谢
C. 易于蒙蔽心神　　D. 病证变幻多端

（中医综合X型题，2013，128题）

3. 与水湿痰饮形成的相关脏腑是

A. 肺　　B. 心　　C. 三焦
D. 脾　　E. 肾

4. 与痰饮形成有关的是

A. 外感六淫　　B. 饮食不节
C. 七情内伤　　D. 三焦水道不利
E. 肺脾肾功能失常

5. 瘀血致病共同的症状特点表现在下列哪些方面

A. 疼痛　　B. 出血　　C. 肿块
D. 头重　　E. 舌紫暗

6. 导致发病病程较长的病因有

A. 湿邪　　B. 痰饮　　C. 情志
D. 暑邪　　E. 结石

7. 瘀血致病出现的舌质变化有

A. 舌质紫暗　　B. 舌有瘀点
C. 舌质红绛　　D. 舌质淡白
E. 舌下静脉曲张

8. 导致结石形成的原因有

A. 饮食不当　　B. 服药不当
C. 情志内伤　　D. 过度安逸
E. 外感六淫

三、填空题

1. 四饮包括________、________、________、________。
2. 结石多发于__________、__________、__________、________等脏腑。
3. 盖瘀血去则________易生，新血生而________自去。（《血证论·男女异同论》）

4. 血受寒则________。(《医林改错·积块》)

四、名词解释

1. 痰饮
2. 瘀血
3. 结石
4. 梅核气

五、简答题

1. 简述痰与饮的区别。
2. 简述水、湿、痰、饮的区别与联系。
3. 简述瘀血形成原因。
4. 简述结石的致病特点。
5. 简述有形、无形之痰的特点。

六、论述题

1. 试述痰饮的形成和致病特点。
2. 试述瘀血的致病特点。

第四节 其他病因

板书与教案栏——浓缩教材精华，打破听记矛盾

一、外伤

含义：主要指机械暴力等外力所致伤损，也包括烧烫、冷冻、虫兽蛇叮咬等意外因素所致形体组织的创伤。

（一）外力损伤——机械暴力引起，可见皮开肉绽，筋伤骨折，血脉破损，脏腑损伤，危及生命。

（二）烧烫伤
- 轻者——灼伤肌肤，创面红肿热痛，起水疱
- 重者——焦炙肌肉筋骨，创面呈皮革样——蜡白、焦黄、炭化
- 更甚者——火毒内侵脏腑，可出现烦躁不安，神识昏迷，伤津耗液，亡阴亡阳

（三）冻伤
- 1. 全身性冻伤——初则为寒战，继则体温骤降，面色苍白，唇舌指甲青紫，感觉麻木，反应迟钝，甚则呼吸微弱，脉微欲绝，神识昏迷，阳绝而亡
- 2. 局部性冻伤——多发生在手、足、耳廓、鼻尖和面颊部
  - 皮肤苍白冷麻
  - 青紫肿胀痒痛
  - 水疱、溃疡

（四）虫兽所伤
- 猛兽所伤，轻者皮损出血肿痛，重者内脏损伤出血死亡，疯狗咬伤，可发为狂犬病。
- 蜂、蝎、蚂蚁、蜈蚣、毒蛇咬伤，局部肿痛，头晕、心悸、恶心、呕吐，甚则昏迷死亡

二、诸虫

- （一）蛔虫——虫卵随饮食入口所致，脐周疼痛，时轻时重，寐时磨牙；蛔入胆道，恶心吐蛔
- （二）蛲虫——饮食不洁所致，肛门奇痒、夜间尤甚、睡眠不安、身体消瘦
- （三）绦虫——饮食不洁的猪肉、牛肉所致，腹痛腹泻，食欲亢进，形体消瘦，大便中有虫体节片
- （四）钩虫——手足皮肤直接接触所感染，初起局部皮肤痒痛红肿，继而腹部隐痛、食欲不振、面黄肌瘦、神疲乏力、心悸气短，甚或肢体浮肿
- （五）血吸虫——血吸虫幼虫从皮肤侵入人体，初起恶寒发热，咳嗽胸痛，日久则以胁下癥块、臌胀腹水为特征

三、毒邪

毒邪的概念：毒邪，简称“毒”，泛指一切强烈、严重损害机体结构和功能的致病因素。

（一）毒邪的形成
- 1. 外来之毒：来源于自然界，多为天时不正之气所感，或起居接触，或外伤感染等侵入人体所致
- 2. 内生之毒：来源于饮食失宜、七情内伤、痰饮瘀血，治疗不当等；或脏腑功能失调，毒邪郁积所致

（二）毒邪的致病特点
- 1. 毒性暴戾，损脏伤形
  - ①多发病急，传变快，扰及神明，病势危重
  - ②常损伤正气，导致脏腑阴阳气血，生理功能异常，形态结构破坏
  - ③伤及形体，导致疮疡痈肿
- 2. 致病广泛，复杂多变：常兼夹其他病邪，侵犯部位广泛
- 3. 顽固难愈，症状秽浊：毒邪蕴积，易成痼疾，反复发作，病程较长
- 4. 传染流行，病状特异：具有强烈的传染性，尤其在气候变化异常或环境恶劣的条件下，易于流行

四、药邪

药邪的概念——指因药物加工、使用不当而引起疾病发生的一类致病因素

（一）药邪的形成
- 1. 用药过量——特别是含有毒性的药物，过量则易中毒
- 2. 炮制不当——有些含有毒性的药物，若炮制不规范，则易致中毒
- 3. 配伍不当——某些药物合用会使毒性增加，如：藜芦与人参
- 4. 用法不当
  - 妊娠期用了应禁忌的药
  - 有些药应先煎而未先煎
  - （以上）中毒

（二）药邪的致病特点
- 1. 多表现为中毒症状
  - 轻者——头晕、心悸、恶心呕吐、腹痛腹泻、舌麻等
  - 重者——全身肌肉颤动、烦躁、黄疸、紫绀、出血、昏迷、死亡
- 2. 加重病情，变生他疾——使原有的病情加重，还会引起新的疾病

五、医过

含义：是指由医护人员的过失而导致病情加重或变生他疾的一类致病因素，也称医源性致病因素。

（一）医过的形成
- 1. 言行不当
  - 语言粗鲁，态度生硬
  - 暴露病人隐私
  - 举止鲁莽，行为不端
- 2. 处方草率——处方用字不规范
  - 轻则使患者不信任，或因处方药物难辨而耽误时间
  - 重则贻误治疗，错发药物而致不测
- 3. 诊治失误
  - 辨证失准，用药失误，寒热不辨，补泻误投
  - 针刺时刺伤重要脏器，或断针体内
  - 推拿用力过大或不当，引起筋脉损伤，甚或骨折

（二）医过的致病特点
- 1. 易致患者情志异常波动——导致患者拒绝治疗，或导致气血紊乱而使病情更为复杂
- 2. 加重病情，变生他疾

六、先天病因

先天病因——指个体出生时受之于父母的病因，包括父母的遗传性病因和母体在胎儿孕育期及分娩异常所形成的病因。

先天病因
- 胎弱
  - 含义：也称胎怯，是指胎儿禀受父母的精血不足或异常，以致日后发育障碍、畸形或不良
  - 表现：皮肤脆薄，毛发不生，面黄肌瘦，形寒肢冷，筋骨不利，齿生不齐，发生不黑，项软头倾，手足痿软，神痴气怯
  - 病因
    - 一是各类遗传性疾病，如先天性畸形
    - 二是禀赋虚弱，多因受孕妊娠之时，父母体虚，或疾病缠身，饮食不调，七情内伤，劳逸过度，以致精血不充，胎元失养
- 胎毒
  - 含义
    - 狭义——是指某些传染病在胎儿期由亲代传给子代，如梅毒
    - 广义——是指妊娠早期，其母感受邪气或误用药物、误食不利于胎儿之物，导致遗毒于胎儿，出生后渐见某些疾病，如小儿出生后即易患疮疖、痘疹等
  - 病因
    - 近亲婚配，怀孕时遭受重大精神刺激，分娩时的种种意外，也可成为先天性病因
    - 父母个体的体质类型也可遗传给子女，决定其对某些疾病的易感性

测试与考研栏——驰骋考场，成就高分能手

一、单项选择题

（一）A型题

1. 寄生虫病的发生，除与饮食不洁有关外，还与下列哪项有关
   A. 寒湿内停　B. 气血不足
   C. 恣食厚味　D. 过度劳累
   E. 湿热内积
2. 下列哪项与绦虫病的形成和临床表现无关
   A. 肛门奇痒
   B. 食欲亢进
   C. 形体消瘦
   D. 大便中有白色虫体节片
   E. 食生的或未经煮熟的猪、牛肉
3. 属于火毒为患的是
   A. 水火烫伤　B. 虫兽咬伤
   C. 饮食不洁　D. 金刃刀伤
   E. 跌打损伤
4. 胎弱是指
   A. 小儿禀赋不足，气血虚弱
   B. 母亲身体瘦弱，气血不足
   C. 父亲肾精不足，气血虚弱
   D. 后天喂养不当，气血亏虚
   E. 病后调护不当，气血难复
5. 胎毒是指婴儿
   A. 感受疫疠毒邪，热毒炽盛
   B. 遭受水火烫伤，形成火毒
   C. 感受六淫外邪，入里化热
   D. 后天喂养不当，食积化热
   E. 胎儿期受母体胎火
6. 毒蛇咬伤，伤口表现以麻木为主，无明显红肿热痛，属于
   A. 风毒　B. 火毒
   C. 风火毒　D. 血循毒
   E. 混合毒

（二）B型题

A. 上腹疼痛　B. 肛门奇痒
C. 脐周疼痛　D. 皮下结节
E. 腹大如箕

1. 血吸虫病临床多见
2. 蛲虫病临床多见

二、多项选择题

1. 胎弱导致婴幼儿发育不良的表现有
   A. 齿生不齐　B. 神痴气怯
   C. 面黄肌瘦　D. 项软头倾
   E. 手足痿软
2. 下面哪些原因可导致药邪的形成
   A. 超剂量服药　B. 情志郁结
   C. 配伍不当　D. 阴寒内盛
   E. 药物加工不当
3. 药邪为害包括
   A. 用药过量　B. 炮制不当
   C. 配伍不当　D. 用法不当
   E. 滥用补药
4. 通过母体影响胎儿生长发育的胎传因素包括
   A. 精神刺激　B. 用药不当
   C. 起居不慎　D. 饮食所伤
   E. 遗传疾病

三、填空题

1. 外伤根据其损伤性质可分为________、________、________、________。
2. 人体常见的寄生虫主要有________、________、________、________、________。
3. 毒邪的形成可分为________、________。

四、名词解释

1. 胎传
2. 药邪
3. 毒邪
4. 蛔厥
5. 医过

五、简答题

1. 简述血吸虫的致病特点。
2. 简述胎弱的致病特点。
3. 简述医过的致病特点。
4. 简述药邪致病特点。

六、论述题

1. 试述毒邪的致病特点。
2. 试述医过的形成原因。

第七章　病　　机

板书与教案栏——浓缩教材精华，打破听记矛盾

- 病机
  - 含义：即疾病发生、发展、变化的机理，包括病性、病位、病势、病传及预后等
  - 意义：是用中医理论分析疾病现象，从而得出对疾病内在本质规律性的认识，是防治疾病的依据
  - 形成
    - 病机首见于《素问·至真要大论》
    - 《素问·至真要大论》的“病机十九条”奠定了脏腑病机、六气病机理论基础
  - 发展
    - 《伤寒杂病论》发展了六经病机，论述了脏腑、气血、阴阳病机
    - 《诸病源候论》为中医学第一部病因病机及证候学专著
    - 《小儿药证直诀》首次对儿科病机进行了全面阐述，归纳了小儿病机特点
    - 刘完素充实火热病机
    - 张从正强调邪气致病病机
    - 李杲确立脾胃病“内伤热中”的病机理论
    - 朱震亨对“阳常有余，阴常不足”及“六郁”病机进行阐述
    - 温病学派创立了卫气营血与三焦理论
    - 《医林改错》完善瘀血致病的病因病机理论
    - 《血证论》有“脏腑病机论”专篇，对血证与脏腑病机做出突出贡献
  - 主要特点
    - 整体观
      - 注重把局部病变同机体全身状况联系起来
      - 注重疾病发生、发展及患病机体与自然、社会等外界环境因素之间的相互关联
    - 辨证观
    - 恒动观

第一节　发　　病

板书与教案栏——浓缩教材精华，打破听记矛盾

发病——是研究疾病发生基本机制的理论，是正邪相争的结果。

正邪相搏是疾病发生、发展、变化和转归过程中最基本的、具有普遍意义的规律。

一、发病的基本原理

（一）正气不足是疾病发生的内在因素

1. 正气的基本概念
   - 正气——与邪气相对而言，即人体正常功能活动的统称，泛指人体精、气、血、津液等生命物质和脏腑经络等生理功能，以及在此基础上产生的各种维护健康的能力，包括自我调节能力、适应环境能力、抗病防病能力和康复自愈能力等
   - 正气的充盛取决于精血津液等物质的充足、脏腑形质的完整及功能活动的正常和相互协调

2. 正气的作用
   - 抵御外邪
   - 祛除病邪
   - 修复调节
   - 维持脏腑经络功能的协调

   ——“正气存内，邪不可干”

3. 正气与发病：正气的强弱是决定发病与否的关键因素和内在根据。

正气在发病中的作用
- 正虚感邪而发病
- 正虚生邪而发病
- 正气强弱可决定发病的证候性质

——“邪之所凑，其气必虚”

（二）邪气是发病的重要条件

- 邪气的概念——与正气相对，是各种致病因素的总称，简称为“邪”，包括存在于外界或由人体内产生的各种致病因素
- 虚邪或虚风——四时不正之气（如六淫、疠气）乘虚侵人，致病较重者
- 正邪或正风——四时之正气（六气）因人体一时之虚而侵人，致病轻浅者

邪气的作用
- 1. 导致生理功能失常——机体阴阳失调，脏腑经络功能紊乱，精气血津液代谢失常
- 2. 造成脏腑形质损害——损伤皮肉筋骨、脏腑形质，亏耗精气血津液而为病
- 3. 改变体质类型——改变个体体质特征，影响其对疾病的易患倾向

邪气在发病中的作用
- 1. 邪气是疾病发生的原因
- 2. 影响发病的性质、类型和特点
  - 六淫邪气发病初起多有卫表证候
  - 七情内伤多直接伤及内脏，或致气机紊乱等
- 3. 影响病情和病位
  - 感邪轻者病情轻，感邪重者病情重
  - 受邪浅者成表证，受邪深者成里证，表里同受成两感
  - 风邪轻扬多在肺，湿易阻气多伤脾，疠气发病急骤易入里
- 4. 某些情况下主导疾病的发生：高温、高压、枪弹伤、虫兽伤等

（三）邪正相搏的胜负与发病

邪正相搏
- 1. 决定发病与否
  - 正胜邪退不发病
  - 邪胜正负则发病
- 2. 决定证候类型——疾病发生后，其证候类型，病变性质，病情轻重、进展与转归，都与邪正胜负有关。正盛邪实，多成实证；正虚邪衰，多成虚证；邪盛正虚，多形成较为复杂的虚实夹杂证或危重证

二、影响发病的主要因素

环境——指与人类生存相关的自然环境与社会环境，主要包括气候变化、地域因素、生活工作环境等。

（一）环境与发病
- 1. 气候因素——不同的季节，可出现不同的易感之邪和易患之病
- 2. 地域因素——不同地域的气候特点、水土性质、生活习俗导致地域性的多发病和常见病，如“水土不服”

（一）环境与发病
- 3. 生活工作环境——生活和工作环境不良，可影响疾病的发生而致病，如矽肺，急、慢性中毒
- 4. 社会环境——人在社会中的政治地位、经济状况、文化程度、家庭情况、境遇和人际关系等与疾病的发生有一定的联系

（二）体质与发病
- 1. 影响发病倾向——体质强则不易感邪发病，体质弱则易感邪发病
- 2. 影响对某种病邪的易感性——阳虚之体易感寒邪，阴虚之质易感热邪
- 3. 影响某些疾病发生的证候类型、性质与从化——同感湿邪，阳盛之体热化成湿热证，偏阴质者易寒化为寒湿证

（三）精神状态与发病
- 1. 精神状态好，情志舒畅，则邪气难以入侵，或虽受邪也易祛除。“恬惔虚无，真气从之，精神内守，病安从来？”
- 2. 情志不舒，脏腑功能失常可致疾病发生

此外，禀赋因素对发病也有一定的影响：不但可形成遗传性疾病，也可影响人的体质状态与正气强弱而导致发病。

三、发病类型

（一）感邪即发
- 概念——又称卒发、顿发。指机体感受病邪后，随即发病
- 临床常见（均可感邪即发）
  - 1. 感邪较甚——六淫之邪
  - 2. 情志遽变——暴怒过悲
  - 3. 感受疠气
  - 4. 毒物所伤——误服有毒食品等
  - 5. 急性外伤

（二）徐发
- 概念——指徐缓而病的发病类型
- 临床常见
  - 1. 外感湿邪，因湿性重着黏滞，故湿邪伤人多为缓发
  - 2. 内伤邪气，思虑过度，忧愁不解，房室不节，嗜酒成癖等，久成虚劳

（三）伏而后发
- 概念——指感邪之后，邪藏体内，逾时而发的发病类型
- 临床常见于外感病和某些外伤病
  - 1. 破伤风、狂犬病——均经一段潜伏期后才发病
  - 2. 伏暑、伏气温病——常需经过一定的潜伏期

（四）继发
- 概念——指在原发疾病未愈的基础上继而发生新的疾病，继发病必以原发病为前提，二者联系密切
- 临床举例
  - 1. 肝阳上亢——日久发为中风
  - 2. 小儿食积——日久发为疳积
  - 3. 肝气郁结——日久发为癥积、鼓胀

（五）复发
- 概念——指疾病已愈，在病因或诱因的作用下，再次发病
- 复病——由复发引起的疾病
- 引起复发的机理——余邪未尽，正虚未复，同时还有诱因的作用

1. 复发的基本特点
- （1）临床表现类似于初病，但不完全是原有病变过程的再现，比初病的病变损害更为复杂、更为广泛、病情也更重
- （2）复发的次数愈多，其宿根难除，大多反复发作，静止期的恢复也就越不完全，预后越差，易留下后遗症
- （3）大多与诱因有关

2. 复发的主要类型
- （1）疾病少愈即复发——多由于疾病恢复期余邪未尽，正气已虚所致。如湿温、温热、温毒等疾病，在恢复期若调养不当，则容易导致复发
- （2）休止与复发交替——初次患病时，经治疗虽症状和体征消除，但疾病仍有“宿根”留于体内，在诱因作用下导致复发的类型。“宿根”的形成，一是由于正气不足，无力祛除病邪；二是病邪性质重浊胶黏，难以清除。如休息痢、癫痫等
- （3）急性发作期与慢性缓解期交替——实际上是指临床症状的轻重交替，如哮喘等

3. 复发的诱因
- （1）重感致复——疾病初愈，因重感外邪致疾病复发者。其机理为新感之邪助长余邪，或引动旧病病机，从而干扰或损害人体正气，使病变再度活跃，致疾病复发
- （2）食复——疾病初愈，因饮食不节、饮食不洁等因素导致疾病复发。如鱼虾海鲜可致瘾疹和哮喘复发，过度饮酒或过食辛辣之品可诱发痔疮、淋证等
- （3）劳复——疾病初愈，因过劳使正气受损，而导致疾病复发。如慢性水肿、哮喘、子宫脱垂、中风、胸痹等
- （4）药复——病后滥施补剂，或药物调理失当，而致疾病复发者
- （5）情志致复——疾病初愈，因情志失调而引起疾病复发者。如癔症、癫狂、梅核气等
- （6）环境变化致复——因自然环境变化而导致疾病复发者。如哮喘、肺胀、痹证，多在季节交替或冷热温差较大时复发

测试与考研栏——驰骋考场，成就高分能手

一、单项选择题

（一）A型题

1. 影响疾病发生、发展与变化的根本原因，主要是
   A. 禀赋的强弱　B. 邪气的性质
   C. 邪气的强弱　D. 受邪的部位
   E. 正气的盛衰
2. 同一种邪气感受于人群中不同的个体，有人发病，有人不发病，说明发病与否取决于
   A. 邪气的性质　B. 正气的旺衰
   C. 正胜邪负　D. 邪胜正负
   E. 邪气的轻重
3. 下列除何项外，均属于正气的范畴
   A. 肾中精气的抗邪能力
   B. 元气的抗病作用
   C. 卫气的卫外功能
   D. 机体“阴阳自和”的能力
   E. 保健抗衰老的药物
4. 人体内具有抗病、祛邪、调节、修复等作用的一类细微物质称为
   A. 精气　B. 阳气
   C. 真气　D. 正气
   E. 功能活动
5. 下列关于与疾病发生有关的外环境的叙述，错误的是
   A. 气候因素　B. 地域因素
   C. 生活环境　D. 工作场所
   E. 外界精神刺激
6. 各种致病因素又可称为
   A. 疠气　B. 邪气
   C. 六淫　D. 虚邪
   E. 正邪
7. 病从发生到终止，一直处于什么变化中
   A. 正气逐渐得到恢复　B. 邪气逐渐深入
   C. 正邪相搏　D. 邪气逐渐退却
   E. 正气逐渐耗损

8. 下列除何项外，均属于邪气损正的范畴
   A. 造成机体形质的损伤
   B. 导致机体阴阳失调
   C. 改变个体体质特征
   D. 促使疾病不药自愈
   E. 导致机体体用失谐
9. 以邪正斗争来判断疾病的发生与转归，下列哪一种说法欠妥
   A. 正胜邪则不发病
   B. 邪胜正负则发病
   C. 正虚邪实则病
   D. 正胜邪衰则病退
   E. 正虚邪衰则病危
10. 首先提出“合病与并病”之说的著作是
   A.《黄帝内经》　B.《伤寒杂病论》
   C.《难经》　D.《中藏经》
   E.《诸病源候论》
11. 温毒邪盛感而爆发的是
   A. 卒发　B. 徐发
   C. 伏而后发　D. 继发
   E. 复发
12. 肝阳上亢所致的中风，所属发病类型是
   A. 感邪即发　B. 徐发
   C. 伏而后发　D. 继发
   E. 复发
13. 合病是指
   A. 感受寒邪和湿邪而发病
   B. 表证未罢又见里证
   C. 感受湿邪和热邪而发病
   D. 两经或三经的证候同时出现
   E. 一经病证未罢又出现另一经证候
14.《素问·生气通天论》说：“冬伤于寒，春必温病。”此说的发病类型属于
   A. 感邪即发　B. 徐发
   C. 伏而后发　D. 复发
   E. 继发
15. 疾病复发的主要条件是
   A. 正虚未复　B. 过于劳累
   C. 新感病邪　D. 饮食不慎
   E. 邪未尽除
16. 外感疾病的恢复期，若因饮食不慎致疾病复发者，此复发的类型为
   A. 疾病少愈即复发
   B. 休止与复发交替
   C. 过时而发病
   D. 急发与缓解交替
   E. 重感外邪致复

（二）B型题

A. 体质因素
B. 情志刺激
C. 气候变化
D. 饮食偏嗜

1. 与戾气致病关系密切的是
2. 机体对邪气的易感性主要取决于

（中医综合B型题，2019，82～83题）

A. 感邪即发　B. 伏而后发
C. 徐发　D. 继发
E. 并发

3. 剧烈的情绪变化而致气机逆乱，其发病类型多为
4. 若感邪较轻，正气抗邪缓慢，其发病类型可为

二、多项选择题

1. 影响发病的环境因素主要有
   A. 生活环境　B. 工作环境
   C. 社会环境　D. 地域因素
   E. 气候因素
2. 正气的防御作用表现为
   A. 抗邪入侵　B. 祛邪外出
   C. 修复能力　D. 调节能力
   E. 宁静与推动
3. 复发的主要类型为
   A. 疾病少愈即复发　B. 休止与复发交替
   C. 两经同时受邪　D. 急发与缓解交替
   E. 一证未了又见另证
4. 正气在发病中的作用表现为
   A. 正虚感邪　B. 修复祛邪
   C. 协调脏腑　D正虚生邪
   E. 决定证候性质
5. 引起复发的原因是
   A. 余邪未尽　B. 用药不当
   C. 过度劳累　D. 正气未复
   E. 诱因作用
6. 邪正盛衰可以说明疾病
   A. 阴阳转化的机制
   B. 疾病转归预后的机制

C. 虚实变化的机制
D. 疾病发生的机制
E. 阴阳格拒的机制

7. 正虚生邪而发病，主要表现为
A. 易感六淫之邪
B. 产生内生五“邪”而发病
C. 造成形质损害
D. 病理产物产生致病
E. 改变体质类型

8. 下列哪些可以称为邪气
A. 六淫、疠气
B. 痰饮、瘀血
C. 情志活动
D. 饮食失宜
E. 寄生虫

9. 邪气是发病的重要条件体现为
A. 是发病的原因
B. 影响发病性质
C. 影响发病类型
D. 影响病情
E. 影响病位

10. 邪气的侵害作用具体表现为
A. 功能失常
B. 形质损害
C. 决定发病
D. 影响病性
E. 改变体质

11. 感邪即发多见于
A. 感受疠气
B. 情志剧变
C. 毒物所伤
D. 新感外邪
E. 外伤

12. 引起徐发的因素有
A. 思虑过度
B. 房事不节
C. 感受湿邪
D. 忧愁不解
E. 饮食失宜

13. 复发的诱因主要有
A. 食复
B. 劳复
C. 药复
D. 重感致复
E. 情志致复

三、填空题

1. “恬惔虚无，________，精神内守，病安从来。”（《素问·上古天真论》）
2. “________，邪不可干。”（《素问·遗篇·刺法论》）
3. “邪之所凑，________。”（《素问·评热病论》）
4. “尝贵后贱，虽不中邪，________。”（《素问·疏五过论》）
5. “________，避之有时。”（《素问·上古天真论》）
6. “冬伤于寒，________。”（《素问·生气通天论》）

四、名词解释

1. 发病
2. 正气
3. 邪气
4. 虚邪
5. 正邪
6. 伏而后发
7. 徐发
8. 继发
9. 食复
10. 药复
11. 劳复

五、简答题

1. 正气的作用主要有哪些方面？
2. 正气在发病中的主导作用主要体现在哪些方面？
3. 邪气对机体的损害作用主要体现在哪些方面？
4. 邪气在发病中的作用主要体现在哪些方面？
5. 环境因素对发病的影响包括哪些内容？
6. 发病类型主要有哪些？
7. 哪些因素致病易表现为徐发？
8. 感邪即发多见于哪些情况？

六、论述题

1. 如何理解“正气存内，邪不可干”，“邪之所凑，其气必虚”？
2. 论述中医学的发病机理。

第二节 基本病机

板书与教案桯——浓缩教材精华，打破听记矛盾

一、邪正盛衰

概念：指在疾病的发生、发展过程中，机体正气的抗病能力与致病邪气之间相互斗争所发生的盛衰变化。

（一）邪正盛衰与虚实变化

1. 虚实病机

实的病机（邪气盛则实）
- 含义：实，指邪气盛，是以邪气亢盛为矛盾主要方面的病机变化
- 特点：正邪斗争激烈，反应明显，临床上出现一系列病变反应比较剧烈的、亢盛有余的证候
- 形成：外感六淫和疠气所致的外感病证的初期和中期，或由于水湿痰饮、食积、气滞、瘀血等引起的内伤病证
- 表现：恶寒，壮热，狂躁，声高气粗，腹痛拒按，二便不通，脉实有力等

虚的病机（精气夺则虚）
- 含义：虚，指正气不足，是以正气虚损为矛盾主要方面的病机变化
- 特点：抗病能力低下，正邪斗争不剧烈，临床上表现出的一系列虚弱、衰退和不足的证候
- 形成：素体虚弱，精气不充；或外感病的后期，以及各种慢性病证日久，耗伤人体的精气血津液；或正气化生无源；或因暴病吐泻、大汗、亡血等使正气随津血而脱失
- 表现：神疲体倦，面色无华，气短，自汗，盗汗，或五心烦热，或畏寒肢冷，脉虚无力等

2. 虚实错杂
- 含义：指在疾病过程中，邪盛和正虚同时存在的病机变化
- 形成：邪气亢盛，或疾病失治、误治，以致病邪久留，损伤人体正气；或因体虚受邪，正气无力驱邪外出；或本已正虚，又兼内生水湿、痰饮、瘀血等病理产物凝结阻滞
- 表现
  - 虚中夹实——指以正虚为主，又兼有实邪的病机变化。如脾虚湿滞证
  - 实中夹虚——指以邪实为主，又兼有正气虚损的病机变化。如由于热邪伤津耗气，可形成邪热炽盛、气津两伤的病证

3. 虚实转化
- 含义：指在疾病过程中，由于邪气伤正，或正虚而邪气积聚，发生性质由实转虚，或因虚致实的病机变化
- 表现
  - 由实转虚——指病证由本来以邪气盛为矛盾主要方面的实性病变，转化为以正气虚损为矛盾主要方面的虚性病变的过程
  - 因虚致实——指由本来以正气虚损为矛盾主要方面的虚性病变，转变为邪气盛较突出的病变过程

4. 虚实真假
- 含义：指在某些特殊情况下，疾病的临床症状可出现与其病机的虚实本质不符的表象，主要有真实假虚和真虚假实两种情况
- 真虚假实 至虚有盛候
  - 含义：病机的本质为“虚”，表现为“实”的临床假象
  - 形成：正气虚弱，脏腑经络气血不足，功能减退，气化无力所致
  - 表现：纳食减少，疲乏无力，舌淡嫩。又兼腹满、腹痛等假象
- 真实假虚 大实有羸状
  - 含义：病机的本质为“实”，表现为“虚”的临床假象
  - 形成：邪气亢盛、结聚于内，阻滞经络，气血不能外达所致
  - 表现：如热结肠胃，腹痛硬满拒按，大便秘结，潮热，谵语等实热症状。又见自利清水，色纯青等状似虚的假象

（二）邪正盛衰与疾病转归

1. 正胜邪退
- 含义：在疾病过程中，正气奋起抗邪，正气渐趋强盛，而邪气渐趋衰弱或被驱除，疾病向好转和痊愈方向发展的病机变化
- 形成：患病的正气比较充盛，抗御病邪的能力较强；或得到及时正确的治疗
- 转归：为疾病向好转或痊愈发展的最常见的转归

2. 邪去正虚
- 含义：指在疾病过程中，正气抗御邪气，邪气退却而正气大伤的病机变化
- 形成：邪气亢盛，正气耗伤较重；或正气素虚，感邪后重伤正气；或攻邪猛烈，正气大伤所致
- 转归：一般仍然是趋向好转、痊愈

3. 邪胜正衰
- 含义：在疾病过程中，邪气亢盛，正气虚弱，机体抗邪无力，疾病向恶化、危重，甚至向死亡转归的一种病机变化
- 形成：机体的正气虚弱，或邪气炽盛，或失治误治，严重损伤机体的正气
- 转归：邪盛正虚，正不敌邪，病势恶化，甚至死亡，如亡阴、亡阳等

4. 邪正相持
- 含义：指在疾病过程中，机体正气不甚虚弱，而邪气亦不亢盛，则邪正双方势均力敌，相持不下，病势处于迁延状态的病机变化
- 形成：多见于病之中期，或慢性病迁延期
- 转归：由于正气不能完全驱邪外出，邪气可以稽留于一定的部位，病邪既不能消散，亦不能深入，又称为“邪留”或“邪结”

5. 正虚邪恋
- 含义：正气大虚，余邪未尽，或邪气深伏伤正，正气无力祛除病邪，致使疾病处于缠绵难愈的过程，正虚邪恋可视为邪正相持的特殊病机
- 形成：多见于疾病后期
- 转归：多种疾病由急性转为慢性，或慢性病久治不愈，或遗留某些后遗症的主要原因之一

二、阴阳失调

概念：指在疾病的发生发展过程中，由于各种致病因素的影响，导致机体的阴阳双方失去相对的平衡协调而出现的阴阳偏胜、偏衰、互损、格拒、转化、亡失等一系列病机变化。

（一）阴阳偏胜

阴阳偏胜
- 含义：指人体阴阳双方中的某一方过于亢盛，导致以邪气盛为主的病机变化，属“邪气盛则实”的实性病机
- 表现
  - 阴胜则寒（实寒）
  - 阳胜则热（实热）
- 转归
  - 阴胜则阳病
  - 阳胜则阴病

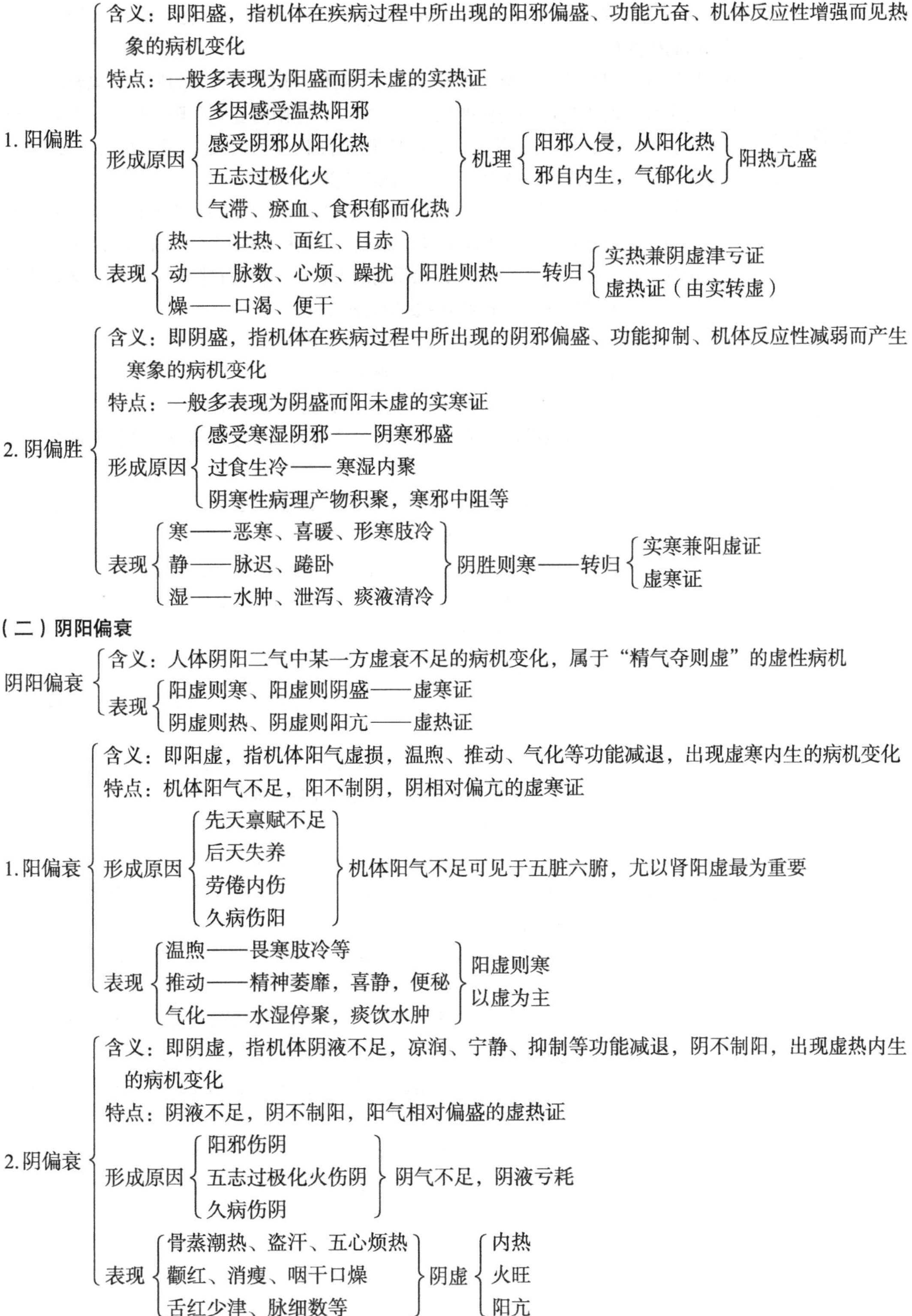

- 1. 阳偏胜
  - 含义：即阳盛，指机体在疾病过程中所出现的阳邪偏盛、功能亢奋、机体反应性增强而见热象的病机变化
  - 特点：一般多表现为阳盛而阴未虚的实热证
  - 形成原因
    - 多因感受温热阳邪
    - 感受阴邪从阳化热
    - 五志过极化火
    - 气滞、瘀血、食积郁而化热
    - → 机理：阳邪入侵，从阳化热；邪自内生，气郁化火 → 阳热亢盛
  - 表现
    - 热——壮热、面红、目赤
    - 动——脉数、心烦、躁扰
    - 燥——口渴、便干
    - → 阳胜则热——转归：实热兼阴虚津亏证；虚热证（由实转虚）
- 2. 阴偏胜
  - 含义：即阴盛，指机体在疾病过程中所出现的阴邪偏盛、功能抑制、机体反应性减弱而产生寒象的病机变化
  - 特点：一般多表现为阴盛而阳未虚的实寒证
  - 形成原因
    - 感受寒湿阴邪——阴寒邪盛
    - 过食生冷——寒湿内聚
    - 阴寒性病理产物积聚，寒邪中阻等
  - 表现
    - 寒——恶寒、喜暖、形寒肢冷
    - 静——脉迟、蜷卧
    - 湿——水肿、泄泻、痰液清冷
    - → 阴胜则寒——转归：实寒兼阳虚证；虚寒证

（二）阴阳偏衰

- 阴阳偏衰
  - 含义：人体阴阳二气中某一方虚衰不足的病机变化，属于“精气夺则虚”的虚性病机
  - 表现
    - 阳虚则寒、阳虚则阴盛——虚寒证
    - 阴虚则热、阴虚则阳亢——虚热证
- 1. 阳偏衰
  - 含义：即阳虚，指机体阳气虚损，温煦、推动、气化等功能减退，出现虚寒内生的病机变化
  - 特点：机体阳气不足，阳不制阴，阴相对偏亢的虚寒证
  - 形成原因
    - 先天禀赋不足
    - 后天失养
    - 劳倦内伤
    - 久病伤阳
    - → 机体阳气不足可见于五脏六腑，尤以肾阳虚最为重要
  - 表现
    - 温煦——畏寒肢冷等
    - 推动——精神萎靡，喜静，便秘
    - 气化——水湿停聚，痰饮水肿
    - → 阳虚则寒；以虚为主
- 2. 阴偏衰
  - 含义：即阴虚，指机体阴液不足，凉润、宁静、抑制等功能减退，阴不制阳，出现虚热内生的病机变化
  - 特点：阴液不足，阴不制阳，阳气相对偏盛的虚热证
  - 形成原因
    - 阳邪伤阴
    - 五志过极化火伤阴
    - 久病伤阴
    - → 阴气不足，阴液亏耗
  - 表现
    - 骨蒸潮热、盗汗、五心烦热
    - 颧红、消瘦、咽干口燥
    - 舌红少津、脉细数等
    - → 阴虚：内热；火旺；阳亢

（三）阴阳互损

- 含义：指阴或阳任何一方虚损到相当程度，病变发展影响及相对的另一方，形成阴阳两虚的病机变化
- 形成：阴阳互损是以阴阳偏衰为基础，以阴阳互根互用关系失常为原理，以肾之阴阳失调为条件，所表现出的病机变化。由于肾阴、肾阳为五脏阴阳之根本，因此，当其他脏腑的阳气或阴气虚损到一定程度导致肾阳、肾阴不足或肾本身阴阳失调时，才易发生阳损及阴或阴损及阳的阴阳互损病机变化
- 表现
  - 阴损及阳——由于阴气亏损，累及阳气生化不足，或阳气无所依附而耗散，从而在阴虚的基础上又出现阳虚，形成以阴虚为主的阴阳两虚的病机变化
  - 阳损及阴——由于阳气虚损，无阳则阴无以生，从而在阳虚的基础上又导致阴虚，形成以阳虚为主的阴阳两虚的病机变化

（四）阴阳格拒

- 概念：指在阴阳偏盛或阴阳偏衰至极的基础上，由阴阳双方相互排斥而出现寒热真假的病机变化，包括阴盛格阳和阳盛格阴两方面
- 机理：阴阳双方的对立排斥，即阴或阳的一方偏盛或偏衰至极，壅遏于内，将另一方排斥格拒于外，迫使阴阳之间不相维系，从而出现真寒假热或真热假寒的复杂病变
- 表现
  - 阴盛格阳
    - 含义：阳气极虚，导致阴寒之气偏盛，壅闭于里，逼迫阳气浮越于外，而出现内真寒外假热的病机变化
    - 特点：阳气极虚，寒盛于内是疾病的本质。临床表现为真寒假热证
    - 表现
      - 阳极虚之虚寒证：可见面色苍白，四肢逆冷，精神萎靡，畏寒踡卧，脉微细欲绝等
      - 假热证：突然面红，烦热、口渴、脉大无根等
  - 阳盛格阴
    - 含义：指阳气偏盛至极，壅遏于内，排斥阴气于外，而出现内真热外假寒的病机变化
    - 特点：热盛于内是疾病的本质，临床表现为真热假寒证
    - 表现
      - 外感热病，实热炽盛：壮热、面红、气粗、烦躁、舌红、脉洪大有力
      - 假寒：突然四肢厥冷，脉沉伏等

（五）阴阳转化

- 概念：指阴阳之间在“极”或“重”的条件下，证候性质向相反方面转化的病机过程，包括由阴转阳和由阳转阴两方面
- 表现
  - 由阴转阳
    - 含义：指阴偏盛的寒证，转化为阳偏盛的热证的病机过程。临床表现为由寒化热的病性转化
    - 形成：发生于阳盛或阴虚阳亢的体质，或邪侵属阳的脏腑经络，在此条件下，寒证从阳化热；或失治误治伤阴，邪从热化
  - 由阳转阴
    - 含义：指阳偏盛的热证，转化为阴偏盛的寒证的病机过程。临床表现为由热化寒的病性转化
    - 形成：多发生于阳虚阴盛体质，或邪侵属阴的脏腑或经络，在此条件下，热证从阴化寒；或失治误治伤阳，邪从寒化

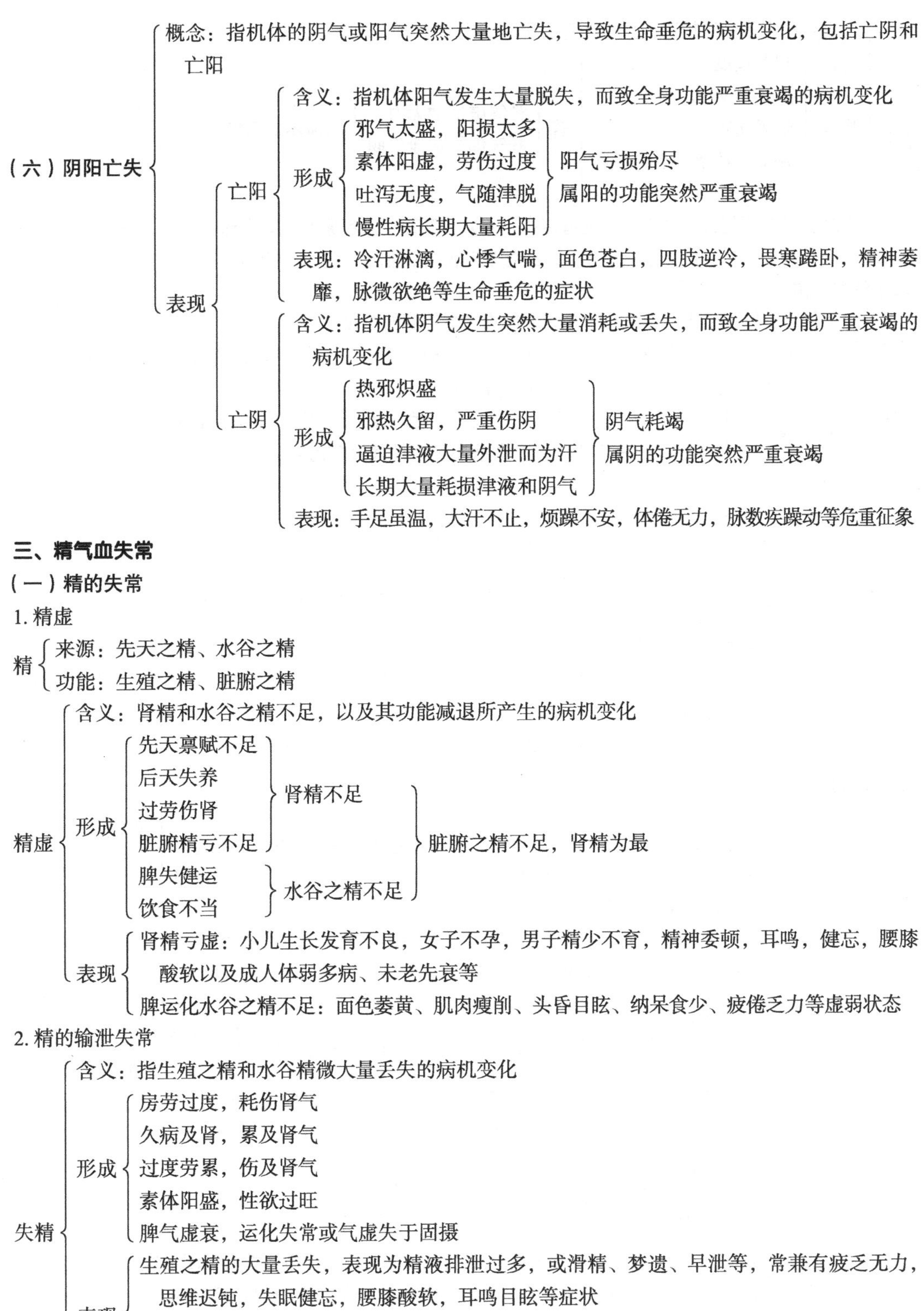

（六）阴阳亡失

- 概念：指机体的阴气或阳气突然大量地亡失，导致生命垂危的病机变化，包括亡阴和亡阳
- 表现
  - 亡阳
    - 含义：指机体阳气发生大量脱失，而致全身功能严重衰竭的病机变化
    - 形成：邪气太盛，阳损太多；素体阳虚，劳伤过度；吐泻无度，气随津脱；慢性病长期大量耗阳 → 阳气亏损殆尽，属阳的功能突然严重衰竭
    - 表现：冷汗淋漓，心悸气喘，面色苍白，四肢逆冷，畏寒踡卧，精神萎靡，脉微欲绝等生命垂危的症状
  - 亡阴
    - 含义：指机体阴气发生突然大量消耗或丢失，而致全身功能严重衰竭的病机变化
    - 形成：热邪炽盛；邪热久留，严重伤阴；逼迫津液大量外泄而为汗；长期大量耗损津液和阴气 → 阴气耗竭，属阴的功能突然严重衰竭
    - 表现：手足虽温，大汗不止，烦躁不安，体倦无力，脉数疾躁动等危重征象

三、精气血失常

（一）精的失常

1. 精虚

精
- 来源：先天之精、水谷之精
- 功能：生殖之精、脏腑之精

精虚
- 含义：肾精和水谷之精不足，以及其功能减退所产生的病机变化
- 形成
  - 先天禀赋不足；后天失养；过劳伤肾；脏腑精亏不足 → 肾精不足
  - 脾失健运；饮食不当 → 水谷之精不足
  - → 脏腑之精不足，肾精为最
- 表现
  - 肾精亏虚：小儿生长发育不良，女子不孕，男子精少不育，精神委顿，耳鸣，健忘，腰膝酸软以及成人体弱多病、未老先衰等
  - 脾运化水谷之精不足：面色萎黄、肌肉瘦削、头昏目眩、纳呆食少、疲倦乏力等虚弱状态

2. 精的输泄失常

失精
- 含义：指生殖之精和水谷精微大量丢失的病机变化
- 形成
  - 房劳过度，耗伤肾气
  - 久病及肾，累及肾气
  - 过度劳累，伤及肾气
  - 素体阳盛，性欲过旺
  - 脾气虚衰，运化失常或气虚失于固摄
- 表现
  - 生殖之精的大量丢失，表现为精液排泄过多，或滑精、梦遗、早泄等，常兼有疲乏无力，思维迟钝，失眠健忘，腰膝酸软，耳鸣目眩等症状
  - 水谷之精大量丢失，表现为小便浑浊，色乳白或如米泔水，兼有少气乏力、精力不支、腰膝酸软、面黄无华、肌肉瘦削、失眠健忘等
- 治疗：以固气为要

精瘀
- 含义：指男子精滞精道，排精障碍的病机变化
- 形成：房劳过度、久旷不交、惊恐伤肾、瘀血、败精、湿热瘀阻、手术所伤，若肾气虚推动无力、肝气郁结疏泄失职，精泄不畅而瘀
- 表现：排精不畅或排精不能，精道疼痛、睾丸小腹重坠、精索小核如串珠、腰痛、头晕
- 治疗：补气，或疏肝，或活血化瘀，或祛痰利湿等，临床随证审因论治

（二）气的失常

气的失常
- 气虚：气的生化不足或耗散过多，形成气虚的病机变化
- 气机失调：气的升降出入运动失常，出现气滞、气逆、气陷、气闭或气脱等病机变化

1. 气虚
- 含义：指一身之气不足，气的生理功能减退的病机变化
- 形成
  - 气之化生不足——与后天失养、先天禀赋不足、肺脾肾功能失调有关
  - 气之耗损过多——劳倦内伤、久病不复，使气过多消耗

2. 气机失调

（1）气滞
- 含义：指气的运行不畅，郁滞不通的病机变化
- 形成：情志抑郁不舒、痰湿、食积、热郁、瘀血、外邪侵袭、脏腑功能失调——脏腑气滞多以肺、肝、脾胃为多见
- 表现：气滞于某一经络或局部，可出现相应部位的胀满、疼痛。气滞的表现虽然各不一样，共同的特点为闷、胀、痛

（2）气逆
- 含义：气的运动升之太过，或降之不及，以脏腑之气逆上为特征的病机变化
- 形成：情志内伤、饮食不当、外邪侵犯、痰浊壅滞、因虚而气机上逆
- 表现
  - 肺气上逆——咳逆上气
  - 胃气上逆——嗳气、恶心、呕吐、呃逆
  - 肝气上逆——头痛头胀、面红目赤、易怒
  - 最常见于肺、胃、肝等脏腑

（3）气陷
- 含义：指气的上升不足，或下降太过，以气虚升举无力而下陷为特征的病机变化。多由气虚病变发展而来，尤与脾气的关系最为密切
- 形成：素体虚弱、病久耗伤——脾气虚损——清阳不升、中气下陷
- 表现
  - 上气不足——头目失养致头晕、目眩、耳鸣
  - 中气下陷——胃、肾、子宫、肛门位置下移，少腹胀坠，便频，兼气虚

（4）气闭
- 含义：指气闭阻于内，不能外出，以致清窍闭塞，出现昏厥的病机变化
- 形成：情志刺激、外邪侵犯、痰浊阻塞
- 表现：触冒秽浊之气致闭厥、突然情志刺激致气厥、剧烈疼痛致痛厥、痰闭气道致痰厥——气不外出、清窍闭塞、神失所主
- 气闭多发病急骤，以突然昏厥，不省人事为特点，可自行缓解，亦有因闭不复而亡者

（5）气脱
- 含义：指气不内守，大量向外脱失，以致机体功能突然衰竭的病机变化
- 形成
  - 正不敌邪、慢性病，正气长期消耗——气不内守而外脱
  - 大出血、大汗等气随血脱或气随津脱
- 表现：面色苍白，汗出不止，目闭口开，全身瘫软，手撒，二便失禁，脉微欲绝等

（三）血的失常

血的失常：
- 一为血液的生成不足或耗损过多，致血的濡养功能减弱而引起的血虚
- 二是血液运行失常而出现血寒、血热、血瘀和出血的病机变化

1. 血虚
- 含义：指血液不足，血的濡养功能减退的病机变化
- 形成：失血过多、化源不足、消耗过多——血虚的成因与脾胃、肝肾的关系较为密切
- 表现：心、肝两脏血虚比较多见
- 心血不足——惊悸怔忡，失眠多梦，健忘，面色苍白，舌质淡白，脉细涩或结代等症状
- 肝血亏虚——两目干涩，视物昏花，或手足麻木，关节屈伸不利等
- 冲任失调——妇女经少，月经愆期，闭经等症状

2. 血行失常

（1）血寒
- 含义：指血脉受寒，血流滞缓，乃至停止不行的病机变化
- 形成：外感寒邪，侵犯血分；阳气失于温煦——表现：以血脉瘀滞而引起局部疼痛为特征，伴见手足、爪甲、皮肤及舌色青紫等症状

（2）血热
- 含义：指热入血脉，使血行加速，脉络扩张，或灼伤血脉，迫血妄行的病机变化
- 形成：
  - 外感温热之邪、疠气入血分
  - 其他病邪入里化热伤及血分
  - 五志过极化火
  - 阴虚火旺
- 表现：以热象、动血为其特征。常见面红目赤，肤色发红，舌色红绛，脉数等症状。血热动血可见各种出血，以来势较急，血色鲜红量多为特点

（3）血瘀
- 含义：指血液循行迟缓，流行不畅，甚则血液停滞的病机变化
- 形成：气滞血行不畅而瘀阻；气虚推动无力；久病入络或感受寒热之邪；痰浊阻滞脉道——表现：
  - 血液运行郁滞不畅，或形成瘀积
  - 疼痛，且痛有定处，甚则局部形成肿块，触之较硬，位置比较固定等

（4）出血
- 含义：指血液溢出血脉的病机变化
- 形成：
  - 外伤损伤脉络
  - 气虚不摄
  - 血分有热，迫血妄行
  - 瘀血内阻，血不归经
- 表现：咯血、吐血、尿血、便血、崩漏以及鼻衄、齿衄、肌衄等

（四）精气血关系失调

1. 精与气血关系的失调

精气两虚：形成（精气并虚；气伤及精；精伤及气）——表现：生长、发育迟缓，生殖功能障碍以及身体虚弱，少气乏力，气喘，甚至早衰等为临床特征

精血不足：形成（多种疾病伤及肝肾；肝肾疾病相互影响）——表现：
- 面色无华，眩晕耳鸣，神疲健忘，毛发脱落
- 毛发稀疏，腰膝酸软，男子精少、不育，女子月经失调、经少、不孕等

气滞精瘀、血瘀精阻：互为因果、同时并存——表现：
- 阴部胀痛重坠
- 血精，阴囊见小核硬节

2. 气血关系失调

气滞血瘀
- 含义：指气机郁滞，导致血行障碍；或血行不畅，导致气的运行郁滞，出现气滞和血瘀同时并存的病机变化
- 形成
  - 外伤闪挫或血瘀及气，而致血瘀气滞——多与心血瘀阻而累及肺失宣降有关
  - 情志抑郁，气机阻滞，而致气滞血瘀——多与肝失疏泄密切相关
- 表现：气滞血瘀——多见胸胁胀满疼痛，日久可形成癥瘕、积聚等病证
- 血瘀气滞——心肺血瘀气滞，可见咳喘，心悸，胸痹，唇舌青紫等症状

气虚血瘀
- 含义：指气虚无力推动血行而致血瘀的病机变化
- 形成
  - 心气不足，行血无力
  - 年高体弱之人或中风后遗症，气虚无力行血
  - 表现
    - 惊悸怔忡，喘促，水肿
    - 半身瘫痪、痿废

气不摄血
- 含义：指由于气虚不足，统摄血液的生理功能减弱，血不循经，溢出脉外，而导致各种出血的病机变化
- 形成：久病伤脾，气虚失于统摄血液所致
- 表现：脾不统血所致的皮下紫癜、咯血、吐血、便血、尿血、崩漏等，以病势较缓，血色淡而质稀，多淋漓不断为特征，兼见面色无华、倦怠乏力、舌淡、脉虚无力等气虚的表现

气随血脱
- 含义：指在大量出血的同时，气也随着血液的流失而急剧散脱，从而形成气血并脱的病机变化
- 形成
  - 外伤出血
  - 呕血
  - 妇女崩漏
  - 产后大出血
  - 表现
    - 精神萎靡，眩晕，面色苍白
    - 冷汗淋漓，四肢厥冷，甚或晕厥，脉芤或微细

气血两虚
- 含义：指气虚和血虚同时存在的病机变化
- 形成
  - 久病消耗
  - 先因失血，气随血耗
  - 先因气虚，血液生化障碍
  - 表现
    - 面色淡白或萎黄，少气懒言，疲乏无力，自汗形体瘦弱，心悸，失眠，肌肤干燥，肢体麻木甚至感觉障碍，肢体痿废不用

四、津液代谢失常

（一）津液不足
- 含义：指津液在数量上的亏少，进而导致内则脏腑，外而孔窍、皮毛，失于濡润、滋养，而产生一系列干燥枯涩的病机变化
- 形成
  - 热邪燥邪伤津
    - 外感暑热、秋燥、温热之邪
    - 火热内生，如阳亢生热、五志化火
  - 丢失过多
    - 吐泻、大汗
    - 多尿及大面积烧伤
  - 生成不足——体虚久病，慢性疾病，脏腑功能减退
- 表现
  - 伤津（干燥失润）
    - 目陷、螺瘪、尿少、口干舌燥、皮肤干涩而失去弹性
    - 炎夏季节——多汗尿少，或高热而口渴引饮
    - 秋季气候——干燥而口、鼻、皮肤干涩而失去弹性
  - 脱液
    - 临床不仅有阴液枯涸的症状而且还可表现出虚风内动、虚热内生之象
    - 热性病后期
    - 久病伤阴
      - 形瘦肉脱，肌肉瞤动，手足震颤，舌光红无苔等

（二）津液的输布、排泄障碍
- 输布障碍
  - 肾阳不足，气化失司
  - 肺失宣降
  - 脾失健运
  - 肝失疏泄、气滞水停
  - 三焦气机不利
- 排泄障碍
  - 肺气失于宣发布散→腠理闭塞，汗液排泄障碍
  - 肾的气化功能减退→尿液生成和排泄障碍
  - 膀胱气化失司
- →湿浊困阻、痰饮凝聚、水液贮留

1. 湿浊困阻
   - 形成：因脾运失常，津液不能转输布散，多聚为湿浊
   - 表现：可见胸闷脘痞，呕恶纳呆，腹胀便溏，苔腻，脉濡缓或濡滑等症状

2. 痰饮凝聚
   - 形成：因脾肺肾等脏腑功能失调，津液可停而为饮，饮凝成痰
   - 表现：痰滞留于脏腑经络，而有多种病变。饮停之部位多见于胃肠、胸胁、四肢、胸膈等，而分别称之为“痰饮”、“悬饮”、“溢饮”、“支饮”等

3. 水液贮留
   - 多由肺脾肾肝等脏腑功能失调，气不行津，津液代谢障碍，贮留于肌肤或体内，发为水肿或腹水
   - 表现
     - 水饮凌心，阻遏心气，心阳被遏——心悸、心痛
     - 水饮停肺，肺气壅滞，宣降失职——胸满咳喘
     - 水饮停滞中焦，阻遏肝脾气机清气不升——腹水鼓胀、脘腹胀满、纳化呆滞
     - 水饮停于四肢——肢体沉重浮肿

（三）津液与气血关系失调
- 水停气阻
  - 含义：指津液代谢障碍，水湿痰饮停留，导致气机阻滞的病机变化
  - 表现
    - 水饮阻肺——胸满咳嗽，喘促不能平卧，痰多等
    - 水饮凌心——心悸、心痛等
    - 水饮停滞中焦——脘腹胀满，腹大如鼓等
    - 水饮停于四肢——四肢沉重肿胀等
- 气随津脱
  - 含义：指津液大量丢失，气失其依附而随津液外泄，出现气与津液脱失的病机变化
  - 形成
    - 高热伤津、大汗出、严重吐泻、多尿→耗伤津液，气随津脱
  - 表现
    - 轻者津气两虚
    - 重者则可致津气两脱，出现面白肢冷、呼吸气微、脉微欲绝等气脱的危重证候
- 津枯血燥
  - 含义：指津液亏乏枯竭，导致血燥虚热内生或血燥生风的病机变化
  - 形成：高热，或烧伤引起津液损耗，或阴虚痨热，津液暗耗
  - 表现：鼻咽干燥，肌肉消瘦，皮肤干燥，或肌肤甲错，皮肤瘙痒或皮屑过多，舌红少津等症状
- 津亏血瘀
  - 含义：指津液耗损，导致血行瘀滞不畅的病机变化
  - 形成：高热、烧伤，或吐泻、大汗
  - 表现：津液不足+面唇、舌质紫绛，或有瘀点、瘀斑，或见斑疹显露等症状
- 血瘀水停
  - 含义：指血脉瘀阻，导致津液输布障碍而水液停聚的病机变化
  - 形成：血瘀则津液环流不利，津停为水
  - 表现：心血瘀阻——心悸，气喘，口唇爪甲青紫，舌有瘀点或瘀斑，甚则胁下痞块，下肢、面目浮肿等症状

测试与考研栏——驰骋考场，成就高分能手

一、单项选择题

（一）A型题

1. 因脾胃运化无力导致脘腹胀满疼痛，时胀时减的病机是
   A. 真实假虚　B. 真虚假实
   C. 虚实夹杂　D. 由虚转实
   （中医综合A型题，2021，8题）
2. 脾阳不振之水肿的病机是
   A. 真虚假实　B. 真实假虚
   C. 实中夹虚　D. 虚中夹实
   （中医综合A型题，2022，8题）
3. 患者突然冷汗淋漓，四肢厥逆，其病机是
   A. 气陷　B. 气闭
   C. 气脱　D. 亡阳
   （中医综合A型题，2015，11题）
4. 脏腑气滞多见于
   A. 肺、肝、脾、胃　B. 肺、肾、肝、胆
   C. 心、肾、肝、胆　D. 心、肝、脾、胃
   （中医综合A型题，2016，11题）
5. 多出现气逆病变的脏腑是
   A. 肺、脾、胃　B. 肝、胃、肺
   C. 肺、脾、胆　D. 胃、肝、心
   （中医综合A型题，2013，11题）
6. 易发生血虚病变的脏腑是
   A. 脾、胃　B. 肝、肾
   C. 心、肾　D. 心、肝
   （中医综合A型题，2019，8题）
7. “发汗多，若重发汗者，亡其阳”（《伤寒论》），其病机是
   A. 津亏气耗　B. 津随气脱
   C. 气随津脱　D. 津伤液脱
   （中医综合A型题，2016，12题）
8. 根据《灵枢·经脉》，足太阴经的经气逆乱可导致
   A. 腹胀便秘　B. 消谷善饥
   C. 头晕头痛　D. 霍乱吐泄
   （中医综合A型题，2014，12题）
9. 疾病过程中与虚实病机有关的是
   A. 正邪盛衰　B. 升降失常
   C. 脏腑失调　D. 气血失调
   E. 阴阳失调
10. 至虚有盛候的病机是
    A. 正气不足，邪气亢盛
    B. 正气不足，实邪积聚
    C. 阴阳衰竭，外邪乘袭
    D. 气血不足，运化无力
    E. 实邪内聚，耗伤正气
11. 大实有羸状的病证是
    A. 实证　B. 虚证
    C. 虚中夹实证　D. 真实假虚证
    E. 真虚假实证
12. 形成体内邪正消长盛衰的病机变化是
    A. 表里变化　B. 阴阳变化
    C. 虚实变化　D. 寒热变化
    E. 升降变化
13. 下列症状除哪项以外，均是实证的临床表现
    A. 五心烦热　B. 大便秘结
    C. 小便不通　D. 痰涎壅盛
    E. 腹痛拒按
14. 脾虚失运，气不化水，水湿停聚，属于
    A. 虚证　B. 实证
    C. 虚中夹实　D. 实中夹虚
    E. 真虚假实
15. 下列哪种阴阳失调的病机变化可引起虚热证
    A. 阳偏胜　B. 阴偏胜
    C. 阳偏衰　D. 阴偏衰
    E. 阴阳两虚
16. 温热病热盛于内，出现四肢厥冷，脉沉伏称为
    A. 阳盛格阴　B. 阴盛格阳
    C. 阳损及阴　D. 阴损及阳
    E. 阳盛伤阴
17. 阴损及阳，阳损及阴是根据
    A. 阴阳对立　B. 阴阳互根
    C. 阴阳消长　D. 阴阳转化
    E. 阳盛伤阴
18. 阳偏衰的病机，主要是指
    A. 阳气虚损，热量不足，功能减退
    B. 阴损及阳

C. 阴邪侵袭，伤及阳气，阴盛则阳病
D. 阴寒直中脏腑，导致阴气受损
E. 脏腑阴阳失去平衡

19. 阳胜则阴病是指
A. 阳病损及阴，指阴阳皆病
B. 阴偏胜，阳相对不足
C. 阴液不足，导致阳偏胜
D. 阳气偏胜，必伤阴液
E. 阴胜的病变，必伤阳气

20. 阴胜则阳病是指
A. 阴胜格阳，虚阳外越，产生假热证
B. 阴胜的病变，必然损伤人体阳气
C. 阴病损及阳，导致阴阳两虚
D. 阳气亢盛，消灼津液
E. 阳气不足，导致阴气偏胜

21. 阳胜则阴病所出现的病理表现是
A. 实寒　B. 虚寒
C. 实热　D. 虚热
E. 虚实错杂

22. 阴胜则阳病所出现的病理表现是
A. 实寒　B. 虚寒
C. 实热　D. 虚热
E. 虚实错杂

23. 阴虚的病理表现是
A. 实寒　B. 实热
C. 虚寒　D. 虚热
E. 虚实夹杂

24. 阴盛格阳所表现出的证候是
A. 真寒假热证　B. 真热假寒证
C. 真虚假实证　D. 真实假虚证
E. 上热下寒证

25. 真热假寒证的病机是
A. 阴盛格阳　B. 阴盛阳衰
C. 阳盛格阴　D. 真阴欲脱
E. 寒郁化热

26. 亡阴可见
A. 汗出而肢冷　B. 汗多而壮热
C. 汗出而肢温　D. 汗出而恶风
E. 以上均非

27. 下列哪一项是形成阴偏胜的原因
A. 素体阳虚　B. 过食生冷
C. 情志抑郁　D. 血液瘀阻
E. 脏腑功能减退

28. 下列哪一项属阳盛伤阴的症状
A. 壮热　B. 满目皆黄
C. 尿短赤　D. 苔黄
E. 烦躁发狂

29. 阳偏衰所致的证候为
A. 实热证　B. 实寒证
C. 虚热证　D. 虚寒证
E. 寒热互见证

30. 气滞的病机主要是指
A. 元气耗损，脏腑功能减退，抗病能力下降
B. 气机不畅，流通受阻，脏腑经络功能障碍
C. 气机升降失常，脏腑之气上冲
D. 气虚升举无力，脏腑位置下移
E. 气的出入异常，或为闭阻，或为外散

31. 下列哪项不属气机失调
A. 气逆　B. 气陷
C. 气虚　D. 气闭
E. 气脱

32. 产生气虚的原因，下列哪一项是错误的
A. 先天禀赋不足
B. 后天饮食失养
C. 肺脾肾三脏功能失调，生化不足
D. 思虑过度损伤心脾
E. 劳倦内伤

33. 气虚升举无力，脏器下垂和功能失调的病理状态，称为
A. 气滞　B. 气逆
C. 气闭　D. 气脱
E. 气陷

34. 气不摄血主要是哪脏功能虚弱
A. 心　B. 肺　C. 脾
D. 肝　E. 肾

35. 下列不属于气虚的临床表现是
A. 神疲乏力　B. 头昏目眩
C. 语声低微　D. 声音嘶哑
E. 自汗

36. 血热的成因是
A. 情志不舒
B. 饮食失调
C. 气虚升举无力
D. 邪热亢盛，热迫血行
E. 感受外邪，郁而不解

37. 津停气阻主要是指

A. 气虚无力行津，导致津液停滞
B. 津液大量亡失，气无所依而脱失
C. 气的运行不畅，津液过多停于体内
D. 水湿痰饮停留，导致气机阻滞
E. 以上都不是

38. 津液代谢障碍最重要的脏腑是
A. 肝脾肾　B. 肺脾肾
C. 肺肝肾　D. 肺胃肾
E. 肺脾三焦

（二）B型题

A. 阴寒内盛，损伤阳气
B. 阴虚阳无以化，导致阴阳两虚
C. 阴气不足，阳气相对偏盛
D. 阴寒内盛，阳气浮于外

1. 阴损及阳指的是
2. 阴盛格阳指的是

（中医综合B型题，2016，85～86题）

A. 阳气亢盛，损伤阴精
B. 阳气虚损，阴气无以生，导致阴阳两虚
C. 阳气虚衰，阴气相对偏盛
D. 阳盛至极，热盛于内，排斥阴气于外

3. 阳损及阴是指
4. 阳盛格阴是指

（中医综合B型题，2015，85～86题）

A. 气滞　B. 气逆
C. 气陷　D. 气闭

5. 外感热病出现“热厥”的病机
6. 因大怒所致“薄厥”的病机

（中医综合B型题，2019，84～85题）

A. 经络的气血偏盛
B. 经络的气血逆乱
C. 经络的气血运行不畅
D. 经络的气血衰竭

7.《素问·厥论》“巨阳之厥，则肿首头重，足不能行，发为眴仆”的病机是
8.《素问·诊要经终论》“太阳之脉，其终也戴眼反折瘈疭，其色白，绝汗乃出，出则死矣”的病机是

（中医综合B型题，2020，84～85题）

二、多项选择题

1. 气机失调可表现为
A. 气逆　B. 气虚
C. 气陷　D. 气脱

（中医综合X型题，2014，129题）

2. 下列选项中，属于脾气虚损病机的有
A. 运化无权，纳食不化
B. 中气不足，升举无力
C. 健运失职，气血乏源
D. 统摄失司，血溢脉外

（中医综合X型题，2018，114题）

3. 肝藏血功能失常的病机变化是
A. 肝血不足　B. 肝气郁结
C. 肝火上炎　D. 血不循经

（中医综合X型题，2017，109题）

4. 津液失常会导致
A. 湿浊内困　B. 水液贮留
C. 成痰成饮　D. 津伤液脱

（中医综合X型题，2021，114题）

5. 实性病变，临床常见的症状有
A. 精神亢奋狂躁
B. 脉数有力
C. 腹痛隐隐，按之痛减
D. 呼吸困难，动则加重
E. 高热不退

6. 邪正盛衰与疾病的转归表现为
A. 正胜邪退　B. 正胜邪胜
C. 邪衰正衰　D. 邪胜正衰
E. 正邪相持

7. 邪正斗争中，正胜邪退或邪胜正衰影响着疾病的哪方面
A. 表里变化　B. 虚实变化
C. 寒热变化　D. 疾病的发生
E. 疾病的发展与转归

8. 下面哪些是虚证的临床症状
A. 精神萎靡不振　B. 面容憔悴
C. 声高气粗　D. 面色苍白
E. 舌质淡白

9. 虚实的病理变化有哪些
A. 虚　B. 实
C. 虚实错杂　D. 虚实真假
E. 虚实转化

10. 虚实错杂的病理变化包括
A. 虚中夹实 B. 实中夹虚
C. 因虚致实 D. 由实转虚
E. 真虚假实
11. 实证的病机是
A. 邪气亢盛是矛盾主要方面
B. 正气未衰，抗邪有力
C. 正气已伤，无力抗邪
D. 表现出亢盛有余之象
E. 表现出衰退不足之象
12. 虚证多见于下列哪种情况
A. 先天禀赋不足 B. 素体虚弱
C. 疾病的后期 D. 多种慢性病证
E. 外感病初期
13. 正虚脏腑功能减弱而致痰涎为患，证属
A. 虚中夹实 B. 虚实互见
C. 因虚致实 D. 实中夹虚
E. 由虚转实
14. 以下哪些是导致阳偏盛的原因
A. 气滞血瘀 B. 感受温热之邪
C. 食积化热 D. 五志过极化火
E. 阴寒之邪，从阳化火
15. 阴阳失调包括哪些病理变化
A. 阴阳胜衰 B. 阴阳互损
C. 阴阳消长 D. 阴阳格拒
E. 阴阳亡失
16. 阴阳格拒包括
A. 真热假寒 B. 阳盛格阴
C. 真寒假热 D. 阴盛格阳
E. 阴阳两虚
17. 阳偏胜的病机，主要体现于
A. 阳气偏盛，功能亢奋
B. 阴虚则阳亢，阳亢则热
C. 热量过剩
D. 阳气充足，功能旺盛
E. 以上都不是
18. 阴偏胜的病机，主要体现于
A. 机体功能障碍或减退
B. 体内产热不足
C. 病理性代谢产物积聚
D. 阳虚不能制阴，阴相对偏胜
E. 以上均不是
19. 阴阳互损的病理变化有
A. 阳损及阴 B. 阳转化为阴
C. 阴损及阳 D. 阴转化为阳
E. 阴阳两虚
20. 阴阳胜衰与寒热变化的关系是
A. 阳胜则热 B. 阴胜则寒
C. 阳虚则热 D. 阴虚则寒
E. 以上都不是
21. 气的生化不足主要与哪几个脏关系密切
A. 肺 B. 心
C. 脾 D. 肝
E. 肾
22. 血瘀的成因有
A. 气滞 B. 血虚
C. 气虚 D. 血寒
E. 血热
23. 气血关系失调主要有
A. 气滞血瘀 B. 气不摄血
C. 血不载气 D. 气随血脱
E. 气血两虚
24. 气虚血瘀的临床表现是
A. 面色淡白
B. 胸胁胀满
C. 胸胁刺痛
D. 舌淡暗或有紫斑
E. 体倦乏力
25. 血的失常主要是指
A. 血的生化不足
B. 血的耗伤太过
C. 血的濡养功能减退
D. 血的运行失常
E. 以上均不是
26. 津液排泄障碍，其主要病变脏腑是
A. 肺 B. 肝 C. 脾
D. 肾 E. 三焦
27. 机体津液不足可见
A. 高热 B. 口燥咽干
C. 目涩鼻干 D. 小便短少
E. 苔黄
28. 水肿的形成主要与哪些脏腑有关
A. 肺 B. 脾 C. 肾
D. 肝 E. 胃

三、填空题

1. “________盛则实，________夺则虚。”（《素

问·通评虚实论》)

2. "________则阳病,________则阴病。"(《素问·阴阳应象大论》)

3. "夫精者,身之本也,故藏于精者,________。"(《素问·金匮真言论》)

4. "________,百病乃变化而生。"(《素问·调经论》)

5. 气的升降出入运动失常,气机失调,出现________、________、________、________或________等病机变化。

6. "________则形气绝;而血菀于上,使人薄厥。"(《素问·生气通天论》)

7. "________,脑为之不满,耳为之苦鸣,头为之苦倾,目为之眩。"(《灵枢·口问》)

8. 饮停之部位多见于胃肠、胸胁、四肢、胸膈等,而分别称之为"________"、"________"、"________"、"________"。

9. "吐下之余,________。"(《金匮要略心典·痰饮》)

10. "夫血犹舟也,________。"(《读医随笔·卷三》)

四、名词解释

1. 病机
2. 邪正盛衰
3. 虚实错杂
4. 虚中夹实
5. 实中夹虚
6. 阴损及阳
7. 阳损及阴
8. 阴盛格阳
9. 阳盛格阴
10. 亡阳
11. 亡阴
12. 气虚
13. 气机失调
14. 血虚
15. 血瘀
16. 血热
17. 津液不足

五、简答题

1. 如何理解"邪气胜则实"?
2. 如何理解"精气夺则虚"?
3. 邪正盛衰与疾病转归有何关系?
4. 阳偏胜的病机和临床表现如何?
5. 阴偏胜的病机和临床表现如何?
6. 阳偏衰的病机和临床表现如何?
7. 阴偏衰的病机和临床表现如何?
8. 阴阳互损的病机是什么?
9. 导致亡阳的病因有哪些?
10. 导致亡阴的病因有哪些?
11. 何谓气虚?病理表现如何?
12. 何谓气机失调?其病理变化有几种?
13. 气陷的病机变化主要有哪些方面?
14. 出血形成的主要原因有哪些?
15. 何谓气血关系失调?其病理状态有几种类型?
16. 何谓气随血脱?
17. 津液输布排泄障碍的病因和病机是什么?
18. 津液和气血关系失调会出现哪些病理变化?

六、论述题

1. 正邪的盛衰与证候的虚实有何关系?
2. 如何理解"至虚有盛候"、"大实有羸状"?
3. 何谓虚实转化?其病理表现如何?
4. 阴阳失调的基本病理变化有几个方面?
5. 何谓阴阳格拒?其病机和临床表现如何?
6. 何谓阴阳亡失?其病机和临床表现如何?
7. 津液不足的病机有哪些?
8. 伤津和脱液在病机和临床表现方面有何联系与区别?
9. 水液停聚的病机及主要病变脏腑是什么?

第三节 内生五邪

板书与教案栏——浓缩教材精华，打破听记矛盾

一、风气内动

- 含义：即“内风”，与外风相对而言，指脏腑阴阳气血失调，体内阳气亢逆而致风动之征的病机变化。由于内风与肝的关系较为密切，故又称“肝风内动”或“肝风”
- 形成
  - 肝阳化风：形成{情志所伤，肝郁化火，郁火伤阴；或年老，或过劳，肝肾阴亏}阳亢化风{筋惕肉瞤、肢体震颤、眩晕欲仆。或见口眼㖞斜、半身不遂。严重者猝然仆倒，神志昏迷，或为闭厥，或为脱厥}
  - 热极生风：形成{火热亢盛煎灼津液，致使筋脉失常，动而生风}表现：在高热不退基础上，出现痉厥，抽搐，鼻翼扇动，目睛上吊，神昏谵语等
  - 阴虚风动：形成{热病后期；久病伤阴}致{津液枯竭、阴气大伤；筋失濡润、虚风内动}{阴竭：低热起伏、舌光红少苔、脉细；动风：筋挛肉瞤、手足蠕动}
  - 血虚生风：形成{生血不足；失血过多；久病耗伤营血}血不荣络{肢体麻木不仁、筋肉跳动；手足拘挛不伸}
  - 血燥生风：形成{久病伤阴耗血；年老精亏血少；长期营养缺乏，生血不足；瘀血内结、新血不生}血少津枯，肌肤失养{皮肤干燥、肌肤甲错；皮肤瘙痒或落屑}

二、寒从中生

- 含义：又称“内寒”，指机体阳气虚衰，温煦气化功能减退，虚寒内生，或阴寒之气弥漫的病机变化
- 形成{先天禀赋不足；久病伤阳；外感寒邪伤阳；过食生冷伤阳}阴寒内盛表现
  - 面色㿠白、畏寒喜热、形寒肢冷、手足不温
  - 舌质淡胖、苔白滑润、脉象沉迟。筋脉拘挛，肢节痹痛
  - 尿频清长、涕唾痰涎稀薄清冷，或泄泻、水肿
  - 血脉绌急收引，血流迟缓不畅，可致血液停积，形成瘀血。临床以疼痛剧烈，痛处固定，遇寒加重为症状特征

三、湿浊内生

- 含义：又称“内湿”，指由脾的运化水液功能障碍而引起湿浊蓄积停滞的病机变化。由于内生之湿多因脾虚，故又称为“脾虚生湿”
- 形成{过食肥甘、恣食生冷——脾失健运；喜静少动、素体肥胖——气机不利}表现
  - 湿犯上焦则胸闷咳嗽
  - 湿阻中焦则脘腹胀满、食欲不振、口甜或口腻、舌苔厚腻
  - 湿滞下焦则腹胀便溏、小便不利
  - 水湿犯溢皮肤腠理则水肿
  - 湿邪留滞经脉之间，则见头重如裹，肢体重着或屈伸不利

四、津伤化燥
- 含义：又称“内燥”，与外燥相对而言，指体内津液耗伤而干燥少津的病机变化
- 形成
  - 久病伤津耗液
  - 大汗、大吐、大下
  - 亡血失精
  - 热病热盛伤津
- 表现
  - 肌肤干燥不泽、起皮脱屑，甚则皲裂，口燥咽干唇焦、舌上无津，甚或光红龟裂
  - 鼻干，目涩少泪、爪甲脆折、大便燥结、小便赤少
  - 肺燥则干咳无痰，甚则咯血
  - 胃燥则食少、舌光红无苔
  - 肠燥则便秘

五、火热内生
- 含义：又称“内火”或“内热”，与外火相对而言，指脏腑阴阳失调，而致火热内扰的病机变化
- 形成
  - ①阳气过盛化火——阳邪过盛，导致机体阳气有余，功能亢奋，化为火热——“壮火”
  - ②邪郁化火
    - 外感六淫——郁滞而从阳化热化火
    - 病理产物郁积（痰浊、瘀血、结石）
    - 食积、虫积
    - （以上）气机郁滞，生热化火
  - ③五志过极化火：情志刺激，影响脏腑精气阴阳的协调平衡，气机郁结或亢逆，气郁日久则可化热，气逆自可化火，因之火热内生
  - ④阴虚火旺：阴液大伤，阴虚阳亢，虚热虚火内生

测试与考研栏——驰骋考场，成就高分能手

一、单项选择题

（一）A型题

1. 下列各项中，不属于“内风”的是
   A. 血燥生风　B. 阴虚风动
   C. 风中络脉　D. 热极生风
   （中医综合A型题，2015，12题）
2. 易发生内燥病变的脏腑是
   A. 脾、胃、大肠　B. 肺、胃、大肠
   C. 肝、肾、小肠　D. 肺、肾、小肠
   （中医综合A型题，2014，11题）
3. 五志过极与六气郁滞皆可化生的是
   A. 痰浊　B. 湿热
   C. 燥热　D. 内火
   （中医综合A型题，2018，8题）
4. “内生五邪”理论属于是
   A. 病因　B. 发病　C. 病机
   D. 治则　E. 阴阳
5. 《临证指南医案》说“内风”产生的机理是
   A. 体内气机之逆乱　B. 身中阳气之变动
   C. 体内阴血之不足　D. 体内筋脉之失养
   E. 体表络脉之失濡
6. “内风”产生和哪个脏腑关系最密切
   A. 肝　B. 心　C. 脾
   D. 肺　E. 肾
7. 邪热炽盛，煎灼津液，伤及营血，燔灼肝经，可以形成
   A. 风气内动　B. 寒从中生
   C. 湿浊内生　D. 津伤化燥
   E. 火热内生
8. 以下哪一种病的病机可属于内风
   A. 眩晕　B. 破伤风
   C. 伤风　D. 风疹
   E. 风痹
9. 手足蠕动的病机是
   A. 热极生风　B. 血虚生风
   C. 阴虚动风　D. 肝阳化风
   E. 寒凝筋脉
10. 热病后期，出现筋惕肉瞤、手足蠕动、脉细、舌红少苔，多为
    A. 肝阳化风　B. 血虚生风
    C. 热极生风　D. 阴虚生风
    E. 血燥生风

11. 内寒病机多见于
A. 心肝肾 B. 心脾肾
C. 肝脾肾 D. 肺胃肾
E. 肺肝脾
12. 形成寒从中生的原因，主要是
A. 心肾阳虚，温煦气化无力
B. 肺肾阳虚，温煦气化失常
C. 脾肾阳虚，温煦气化失司
D. 肝肾阳虚，温煦气化失职
E. 胃肾阳虚，温煦腐化无力
13. “寒从中生”是指
A. 寒邪伤人
B. 寒邪直中脾胃
C. 寒邪直中少阴
D. 寒邪从肌表而入，伤及内脏
E. 阳气虚衰，温煦气化功能减退
14. 久病累及脾肾，以致脾肾阳虚，温煦气化失司，可以形成
A. 风气内动 B. 寒从中生
C. 湿浊内生 D. 津伤化燥
E. 火热内生
15. 以下哪项不属于“寒从中生”的病理状态
A. 肾阳不足，水肿、尿少
B. 脾阳不足，四肢不温
C. 寒邪直中太阴，腹痛、泄泻
D. 心阳虚损，心悸胸痛、畏寒
E. 阳虚，气化失司、水湿、痰饮
16. 湿浊内生主要责之何脏功能障碍
A. 心 B. 肝 C. 脾
D. 肺 E. 肾
17. 外燥和内燥皆常见于何脏
A. 心 B. 肝 C. 脾
D. 肺 E. 肾
18. “诸涩枯涸，干劲皴揭，皆属于燥”出自何书
A.《黄帝内经》 B.《伤寒杂病论》
C.《类经》 D.《素问玄机原病式》
E.《临证指南》
19. 下列关于火热内生机理的叙述，错误的是
A. 气有余便是火
B. 邪郁化火
C. 五志过极化火
D. 精亏血少，阴虚阳亢
E. 外感暑热阳邪

（二）B型题
A. 热极生风 B. 血虚生风
C. 阴虚风动 D. 肝阳化风
1. 导致肢体麻木不仁，筋肉跳动的病机是
2. 导致肢体麻木震颤，眩晕欲仆的病机是
（中医综合B型题，2014，83～84题）

A. 生血不足或失血过多
B. 久病耗血或年老精亏
C. 产后恶露日久不净
D. 热病后期，阴津亏损
E. 水不涵木，浮阳不潜
3. 血燥生风的病因是
4. 阴虚风动的病因是

二、多项选择题

1. 下列各项中，属于“寒从中生”的有
A. 阳气虚衰，阴寒内生
B. 阳气虚衰，寒饮停聚
C. 寒邪直中，伤及脾胃
D. 饮食生冷，伤及中阳
（中医综合X型题，2015，129题）
2. 下列选项中，与寒从中生相关的临床表现有
A. 尿频清长 B. 痰涎清稀
C. 恶寒肢冷 D. 大便稀溏
（中医综合X型题，2017，113题）
3. 下列各项中，属于内燥的是
A. 肺阴不足，干咳少痰
B. 胃阴不足，舌红少津
C. 大肠津亏，大便干结
D. 小肠伤液，小便黄赤
（中医综合X型题，2017，114题）
4. 内燥的原因是
A. 亡血失精 B. 内伤津液
C. 感受燥邪 D. 实热伤津
（中医综合X型题，2022，114题）
5. “火热内生”的原因是
A. 阳盛有余 B. 阴虚阳亢
C. 病邪郁结 D. 气血郁滞
（中医综合X型题，2016，129题）
6. 下列属于内火的是
A. 阳盛化火 B. 阴虚火旺
C. 邪郁化火 D. 五志化火
（中医综合X型题，2020，115题）

7. 津伤化燥主要表现为
   A. 以肝胃脾等脏腑病证多见
   B. 可见脏腑组织失于濡养的表现
   C. 易生风动血
   D. 出现肌肤孔窍失于滋润的症状
   E. 以肺胃大肠等脏腑病证居多
8. 下列属于内湿的是
   A. 气候潮湿　　B. 居处阴湿
   C. 脾虚水湿失运　　D. 涉水冒雨
   E. 肾虚水湿不化
9. 下列属于“内火”的有
   A. 胃　　B. 心
   C. 虚火　　D. 五志之火
   E. 壮火
10. 肝风内动的病机，主要是指
   A. 邪热炽盛，热极生风
   B. 肝阳升腾无制，亢而化风
   C. 肝血不足，筋脉失养而动风
   D. 外感风邪，影响及肝
   E. 营血亏虚，筋脉失养而化风
11. 以下属于内风的病机有
   A. 肝阳化风　　B. 血虚生风
   C. 阴虚风动　　D. 热极生风
   E. 血燥生风

三、填空题

1. “诸风掉眩，皆属于________。”（《素问·至真要大论》）
2. “诸寒收引，皆属于________。”（《素问·至真要大论》）
3. “诸气膹郁，皆属于________。”（《素问·至真要大论》）
4. “诸湿肿满，皆属于________。”（《素问·至真要大论》）。
5. “诸热瞀瘛，皆属于________。”（《素问·至真要大论》）
6. “诸痛痒疮，皆属于________。”（《素问·至真要大论》）
7. “诸厥固泄，皆属于________。”（《素问·至真要大论》）
8. “诸痿喘呕，皆属于________。”（《素问·至真要大论》）
9. “诸禁鼓慄，如丧神守，皆属于________。”（《素问·至真要大论》）。
10. “诸痉项强，皆属于________。”（《素问·至真要大论》）
11. “诸逆冲上，皆属于________。”（《素问·至真要大论》）
12. “诸胀腹大，皆属于________。”（《素问·至真要大论》）
13. “诸躁狂越，皆属于________。”（《素问·至真要大论》）
14. “诸暴强直，皆属于________。”（《素问·至真要大论》）
15. “诸病有声，鼓之如鼓，皆属于________。”（《素问·至真要大论》）
16. “诸病胕肿，疼酸惊骇，皆属于________。”（《素问·至真要大论》）
17. “诸转反戾，水液浑浊，皆属于________。”（《素问·至真要大论》）
18. “诸病水液，澄澈清冷，皆属于________。”（《素问·至真要大论》）
19. “诸呕吐酸，暴注下迫，皆属于________。”（《素问·至真要大论》）
20. “________乃身中阳气之变动。”（《临证指南医案》）

四、名词解释

1. 内生五邪
2. 风气内动
3. 寒从中生
4. 湿浊内生
5. 津伤内燥
6. 火热内生
7. 少火
8. 壮火
9. 五志之火

五、简答题

1. 试述寒从中生的病因病机及临床表现。
2. 试述湿浊内生的病因病机及临床表现。

六、论述题

1. 风气内动分几类？各自的病机及症状特点是什么？
2. 津伤内燥的病机及病变脏腑是什么？
3. 火热内生的病理分几类？其主要病机如何？

第四节 疾病传变

一、概念

传变
- 含义：疾病在机体脏腑经络组织中的传移和变化
- 决定
  - 传变与否、传变方向、传变速度 —— 决定邪正斗争及盛衰变化
    - 正盛邪衰：传变慢或不传，易愈
    - 邪盛正衰：传变速、易恶化，或亡
    - 正邪俱盛：病情剧烈，但不易恶化
    - 正邪俱衰：传变慢，病缠绵

二、疾病传变的形式

传变方式——一是病位传变，二是病性转化两个方面。

(一)病位传变

1. 表里传变
- 表病入里
  - 含义：亦即表邪入里，指外邪侵袭人体，首先停留于机体的肌肤卫表层次，而后内传入里，病及脏腑的病机传变过程
  - 形成：正虚抗邪无力；或邪盛；或失治误治，表邪不解入里（正不敌邪）
  - 表现：常见于外感病初中期，是病向纵深发展的反映
- 里病出表
  - 含义：指病邪原本位于脏腑等在里层次，而后由于正邪斗争，病邪由里透达于外的病机传变过程
  - 形成：素体正气充盛，治疗护理得当，驱邪外出，由里达表
  - 表现：为邪有出路，病势有好转或向愈之机：热病疹、瘖发于外等

2. 外感热病传变

（1）伤寒六经传变
- 含义：外邪循六经传变，由表入里，渐次深入
- 传变规律：太阳→阳明→少阳→太阴→少阴→厥阴，称为“循经传”

（2）温病卫气营血传变
- 含义：指温热病过程中，病变部位在卫、气、营、血四个阶段的传移变化
- 顺传：多为渐传
  - 卫分——病势较轻浅，病在肺卫
  - 气分——邪已传里，病势较重，病在肺、胃、肠、胆、脾
  - 营分——邪已深入，病势更重，病在心与心包
  - 血分——邪气更加深入，最为严重，病在心、肝、肾
  - 由表入里、由外而内、由浅入深、由轻而重

（3）温病三焦传变
- 含义：指温病的病变部位循上、中、下三焦而发生传移变化
- 顺传：上下相传（上中下三焦传）
  - 上焦手太阴肺开始，由此而传入中焦脾胃
  - 中焦病不愈，则传入下焦肝肾
- 逆传：由肺而传入心包，所谓“温邪上受，首先犯肺，逆传心包”

3. 内伤病传变

（1）脏腑之间的传变：包括脏与脏、脏与腑、腑与腑及形脏之间传变。

脏腑间传变
- 脏与脏传变：病变传变发生于五脏之间
- 脏与腑传变
  - 脏病及腑、腑病及脏 —— 多见于脏腑之间表里相合关系的传变
- 腑与腑传变——病位在六腑间发生传移变化
- 形脏内外传变
  - 含义：病邪通过形体官窍而内传相合之脏腑，或脏腑病变影响相应的形体官窍
  - 形式
    - 外邪侵袭形体官窍后，多沿经脉传入脏腑
    - 病变由脏腑经过经脉，外传于形体官窍

（2）经络之间的传变

含义：指经脉之间阴阳相贯，一经有病必然传至他经，或影响相联系的其他各经。

（3）经络与脏腑之间的传变

含义：指邪气由经脉传至脏腑，或由脏腑传至经脉。

（二）病性转化

含义：即疾病证候的性质转化，主要包括寒热转化与虚实转化。

1. 寒热转化：指疾病过程中，病机性质由寒转化为热，或由热转化为寒的过程。

2. 虚实转化：指疾病过程中，病机性质由虚转化为实，或由实证转化为虚证的过程。

（具体详见阴阳失调和邪正盛衰部分）

三、影响传变的因素

- 影响传变的因素
  - 环境因素——包括地理环境和时令气候
  - 生活因素——包括家庭环境、工作环境、社会环境
  - 体质
    - 体质决定正气强弱，从而影响发病与传变的迟速
    - 体质决定病机从化
      - 素体阳盛，邪易从火化
      - 素体阴盛，邪易从寒化
  - 病邪因素
    - 疾病传变与邪气的性质直接相关，阳邪传变快、阴邪传变慢
    - 传变的路径不同
      - 外感病多表里传变、伤寒多六经传变
      - 温病多卫气营血、三焦传变
      - 内伤病因多脏腑传变，亦可表里相及
  - 诊治因素
    - 正确治疗——及时阻断，中止发展和传变，转危为安而愈
    - 失治误治——伤正气，助邪气，则变证迭起，甚至预后不良

测试与考研栏——驰骋考场，成就高分能手

一、单项选择题

（一）A型题

1. 影响病证虚实变化的主要因素是
   A. 气与血的盛衰变化
   B. 津与精的盛衰变化
   C. 正气和邪气的盛衰变化
   D. 阴液与阳气的盛衰变化
   （中医综合A型题，2020，8题）

2. 外感病的基本传变形式是
   A. 六经传变　B. 三焦传变
   C. 卫气营血传变　D. 表里传变
   E. 脏腑传变

3. 以下哪项属于温病“逆传”的传变现象
   A. 卫分传气分　B. 上焦传中焦
   C. 气分传营分　D. 营分传血分
   E. 肺病传心包

4. 以下关于疾病寒热病性转化的论述，哪一项是不正确的
   A. 阳盛体质，易热化、燥化
   B. 阳虚体质，易寒化、湿化
   C. 病位属阳，多化热
   D. 病位属阴，多化寒
   E. 过用寒药，多化热

5. 由实转虚的机理，主要在于
   A. 胃气虚弱，纳食减少
   B. 正气素虚，抗邪无力
   C. 中气不足，脾失健运
   D. 失治、误治，正气受损
   E. 邪气过强，正不敌邪耗损衰败

6. 三焦病位传变，由下而上传，一般来说则其病情变化是
   A. 转为慢性　B. 迁延不愈
   C. 逐渐加重　D. 逐渐好转
   E. 引发死亡

7. 卫分是温病的初期阶段，其病位在
   A. 心血　B. 心包　C. 肝阴

D. 胆腑 E. 肺卫

8. 气分是温病的中期阶段，其病位在

A. 心、心包 B. 肝胆

C. 脾肾 D. 肝肾

E. 肺胃

9. 营分是温热邪气深入于里的阶段，其病位在

A. 心、心包 B. 肝胆

C. 脾胃 D. 肺心

E. 肾、膀胱

10. 血分属温病的晚期阶段，其病位在

A. 心肺脾 B. 肺脾肾

C. 肝脾肾 D. 心肝肾

E. 心脾肾

11. 骨痹不已，复感于邪，则内舍于

A. 心 B. 肝 C. 脾

D. 肾 E. 肺

（二）B型题

A. 虚实转化 B. 寒热转化

C. 表病入里 D. 里病出表

E. 六经传变

1. 慢性病证迁延发展的主要病理变化过程是

2. 外感病变化加重的传变形式是

A. 六经传变 B. 脏腑传变

C. 形脏传变 D. 三焦传变

E. 卫气营血传变

3.《素问·痹论》说："五脏皆有合，病久而不去者，内舍于其合也。"属于

4.《温病条辨》说："肺病逆传，则为心包。"属于

A. 体质因素 B. 病邪因素

C. 地域因素 D. 气候因素

E. 生活因素

5. 影响病邪从化最主要的因素是

6. 久居湿地者，病变易化湿，主要的因素是

A. 心 B. 肝

C. 脾 D. 肾

E. 肺

7. 肌痹不已，复感于邪，则内舍于

8. 筋痹不已，复感于邪，则内舍于

二、多项选择题

1. 气分为温病的中期，病传气分，其病位应在

A. 肺胃 B. 肠胆 C. 心肝

D. 心肾 E. 心包

2. 营分乃温热病邪深入于里，其病位应在

A. 肝 B. 胆 C. 心

D. 肾 E. 心包

3. 血分属温病的晚期阶段，其病位是在

A. 胃 B. 肺 C. 脾

D. 肾 E. 肝

4. 哪些病变的发展变化，以三焦为主要传变形式

A. 外感温热病 B. 瘟疫病

C. 伤寒病 D. 外感湿热病

E. 中风病

5.《医宗金鉴》说"六气之邪，感人虽同，人受之而生病各异者"，是因为

A. 形有厚薄 B. 气有盛衰

C. 脏有寒热 D. 经有通闭

E. 血有虚实

6. 导致病邪从化的原因，主要是

A. 禀赋有阴阳之别

B. 脏腑有强弱之分

C. 精神状态有好坏不同

D. 影响正气强弱，决定传变速度

E. 从病位方面影响疾病传变

7. 内伤病的传变形式主要有

A. 脏传脏 B. 腑传腑

C. 脏与腑之间传变 D. 形脏传变

E. 形体官窍之间的传变

三、填空题

1. "夫邪之客于形也，必先舍于________；留而不去，入舍于________；留而不去，入舍于________；留而不去，入舍于________。"（《素问·缪刺论》）

2. "温邪上受，首先犯肺，逆传________。"（《温热论》）

四、名词解释

1. 循经传

2. 传变

3. 寒热转化

4. 虚实转化

五、简答题

1. 决定并影响疾病传变的因素主要有哪几方面？

2. 病位传变的具体规律主要有几种？

第八章　防治原则

板书与教案栏——浓缩教材精华，打破听记矛盾

第一节　预　　防

一、概说

- 预防与养生
  - 含义
    - 预防——采取一定的措施，防止疾病的发生与发展
    - 养生——又称“摄生”、“道生”、“保生”、“卫生”，是研究增强体质，提高健康水平，预防疾病以及延缓衰老、延年益寿的理论
  - 治未病——增强体质，预防疾病的发生
  - 治未病与养生关系
    - 养生：可通过调摄保养，增强体质，提高正气，从而减少和避免疾病的发生
    - 治未病：可促进养生，维持体内阴阳平衡，增强对外界环境的适应能力和抗御外邪的能力，从而延缓衰老
    - （两者）相互交融、相互补充、相互为用

二、未病先防

（一）扶助机体正气

1. 顺应自然
   - 顺应四时气候
   - 昼夜晨昏
   - →法于阴阳，和于术数
2. 调畅情志
   - 避免不良刺激
     - 避免来自社会、自然、家庭等外界的不良刺激
     - 防止内源性不良刺激：如积极治疗躯体疾患
   - 提高自我心理调摄能力
     - 加强文化思想修养
     - 提高对情志疾病的耐受性
     - 心静则神安、气调，不病
   - →《素问·上古天真论》说：“恬惔虚无，真气从之，精神内守，病安从来？”
3. 起居有常
   - 劳逸适度
     - 过劳——耗伤气血
     - 过逸——气血阻滞
   - 顺应四时昼夜变化，规律作息
   - →“食饮有节，起居有常，不妄作劳，故能形与神俱，而尽终其天年，度百岁乃去”
4. 形体锻炼
   - 按摩固肾
   - 作用：促进气血流畅，调节精神情志
   - 要点
     - （1）运动量适度，因人而异，形劳而不倦
     - （2）循序渐进，运动量由小到大
     - （3）持之以恒，方可收效

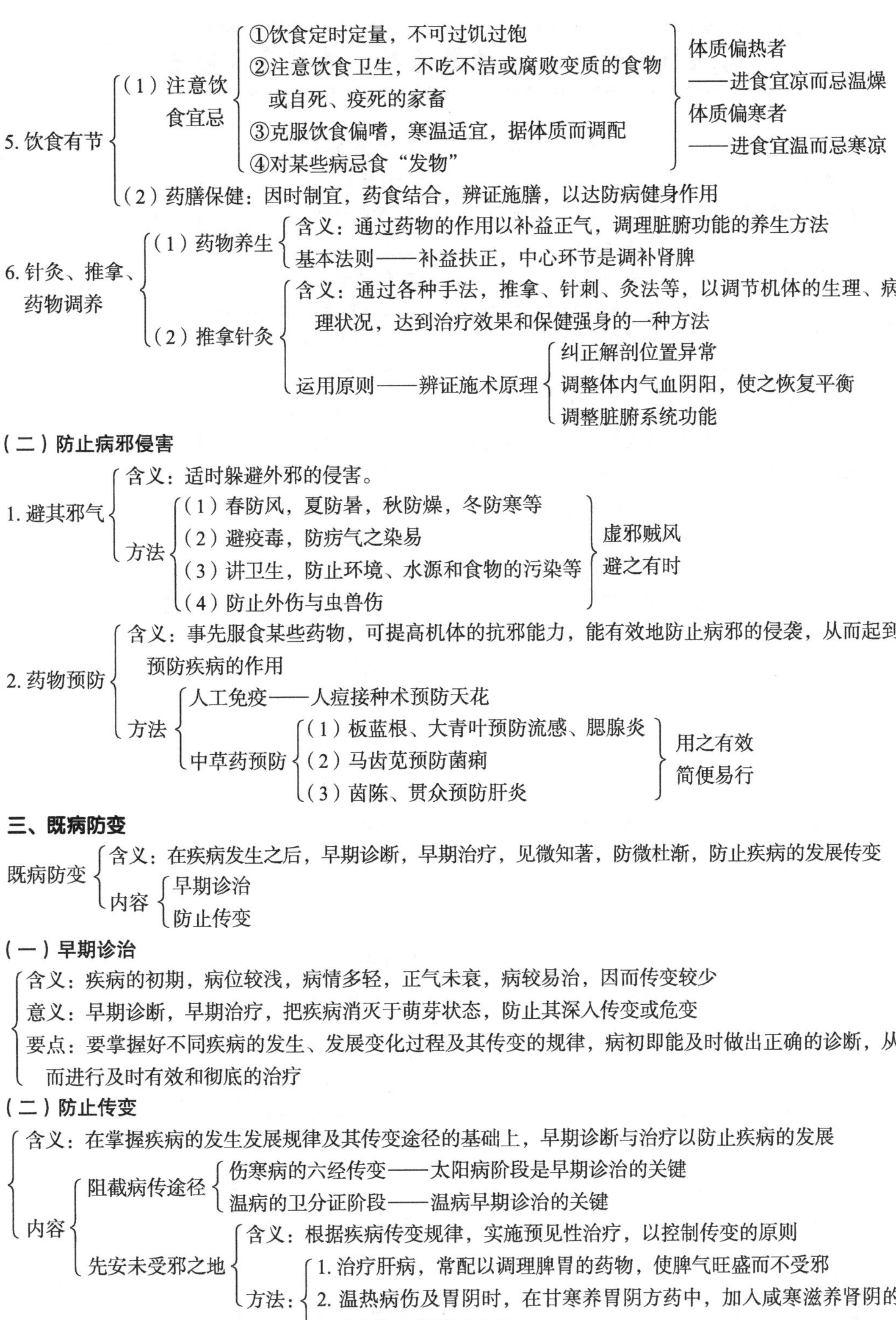

- 5. 饮食有节
  - （1）注意饮食宜忌
    - ①饮食定时定量，不可过饥过饱
    - ②注意饮食卫生，不吃不洁或腐败变质的食物或自死、疫死的家畜
    - ③克服饮食偏嗜，寒温适宜，据体质而调配
    - ④对某些病忌食“发物”
    - 体质偏热者——进食宜凉而忌温燥
    - 体质偏寒者——进食宜温而忌寒凉
  - （2）药膳保健：因时制宜，药食结合，辨证施膳，以达防病健身作用
- 6. 针灸、推拿、药物调养
  - （1）药物养生
    - 含义：通过药物的作用以补益正气，调理脏腑功能的养生方法
    - 基本法则——补益扶正，中心环节是调补肾脾
  - （2）推拿针灸
    - 含义：通过各种手法，推拿、针刺、灸法等，以调节机体的生理、病理状况，达到治疗效果和保健强身的一种方法
    - 运用原则——辨证施术原理
      - 纠正解剖位置异常
      - 调整体内气血阴阳，使之恢复平衡
      - 调整脏腑系统功能

（二）防止病邪侵害

- 1. 避其邪气
  - 含义：适时躲避外邪的侵害。
  - 方法
    - （1）春防风，夏防暑，秋防燥，冬防寒等
    - （2）避疫毒，防疠气之染易
    - （3）讲卫生，防止环境、水源和食物的污染等
    - （4）防止外伤与虫兽伤
    - 虚邪贼风避之有时
- 2. 药物预防
  - 含义：事先服食某些药物，可提高机体的抗邪能力，能有效地防止病邪的侵袭，从而起到预防疾病的作用
  - 方法
    - 人工免疫——人痘接种术预防天花
    - 中草药预防
      - （1）板蓝根、大青叶预防流感、腮腺炎
      - （2）马齿苋预防菌痢
      - （3）茵陈、贯众预防肝炎
      - 用之有效 简便易行

三、既病防变

- 既病防变
  - 含义：在疾病发生之后，早期诊断，早期治疗，见微知著，防微杜渐，防止疾病的发展传变
  - 内容
    - 早期诊治
    - 防止传变

（一）早期诊治

- 含义：疾病的初期，病位较浅，病情多轻，正气未衰，病较易治，因而传变较少
- 意义：早期诊断，早期治疗，把疾病消灭于萌芽状态，防止其深入传变或危变
- 要点：要掌握好不同疾病的发生、发展变化过程及其传变的规律，病初即能及时做出正确的诊断，从而进行及时有效和彻底的治疗

（二）防止传变

- 含义：在掌握疾病的发生发展规律及其传变途径的基础上，早期诊断与治疗以防止疾病的发展
- 内容
  - 阻截病传途径
    - 伤寒病的六经传变——太阳病阶段是早期诊治的关键
    - 温病的卫分证阶段——温病早期诊治的关键
  - 先安未受邪之地
    - 含义：根据疾病传变规律，实施预见性治疗，以控制传变的原则
    - 方法：
      - 1. 治疗肝病，常配以调理脾胃的药物，使脾气旺盛而不受邪
      - 2. 温热病伤及胃阴时，在甘寒养胃阴方药中，加入咸寒滋养肾阴的药物防止肾阴的耗损

四、愈后防复

愈后防复，指在疾病初愈、缓解或痊愈时，要注意从整体上调理阴阳，维持并巩固阴阳平衡的状态，预防疾病复发及病情反复。

测试与考研栏——驰骋考场，成就高分能手

一、单项选择题

（一）A型题

1. 病人正虚邪实而又不耐攻伐时，其治疗原则是
A. 扶助正气　B. 祛除邪气
C. 攻补兼施　D. 先补后攻
（中医综合A型题，2013，13题）

2. 见肝之病，知肝传脾，当先实脾，属于
A. 先安未受邪之地　B. 早期诊治
C. 扶正祛邪　D. 未病先防
（中医综合A型题，2014，14题）

3. 治未病强调“法于阴阳”的含义是
A. 养性调神　B. 护肾保精
C. 体魄锻炼　D. 顺应自然
（中医综合A型题，2016，14题）

4. “见肝之病，知肝传脾，当先实脾”出自
A.《内经》　B.《金匮要略》
C.《中藏经》　D.《伤寒论》
（中医综合A型题，2018，9题）

5. 以下哪一项不是治未病的内容
A. 调摄精神　B. 加强锻炼
C. 审因论治　D. 人工免疫

6. 温热病伤及胃阴后，在甘寒养胃方药中加入咸寒滋肾之品，意在
A. 提高机体的抗邪能力　B. 先安未受邪之地
C. 早期治疗　D. 未病先防
E. 扶正祛邪

7. 下列哪一项不属于养生的方法
A. 形与神俱，尽终天年
B. 饮食有节，谨和五味
C. 适应自然，避其邪气
D. 劳逸结合，不可过劳
E. 调摄精神，内养真气

8. 最早提出“治未病”的书籍是
A.《千金方》　B.《伤寒杂病论》
C.《神农本草经》　D.《黄帝内经》
E.《难经》

9. 先安未受邪之地属于
A. 既病防变　B. 因时制宜
C. 未病先防　D. 治病求本
E. 急则治标

（二）B型题

A. 顺应自然　B. 养性调神
C. 护肾保精　D. 调摄饮食
E. 体魄锻炼

1. 起居有常属于哪一种养生原则
2. “春夏养阳，秋冬养阴”属于哪一种养生原则

二、多项选择题

1. 人体衰老的发生机理主要包括
A. 气血不足　B. 脏腑虚衰
C. 形体衰惫　D. 阴阳失调
E. 精气衰竭

2. 未病先防的措施有
A. 早期治疗　B. 锻炼身体
C. 调摄精神　D. 避其毒气
E. 先安未受邪之地

3. 既病防变的措施有
A. 早期诊治
B. 药物治疗及人工免疫
C. 先安未受邪之地
D. 调养身体提高抗病能力
E. 防止转变

4. 中医学的“治未病”包括
A. 治标治本　B. 未病先防
C. 调整阴阳　D. 既病防变
E. 正治反治

三、填空题

1. “治未病”包括________、________、________三个方面的内容。

2. 既病防变的方法包括_________和_________。

3.《素问·四气调神大论》曰：“圣人不治________病治_______病，不治_______乱治_______乱”。

4.《备急千金要方·论诊候》提出：“古人善为医者，上医医未病之病，中医医欲病之病，下医医已病之病”，将疾病分为________、________、________三类。

5.《素问·阴阳应象大论》说：“故邪风之至，疾如风雨，故善治者治皮毛，其次治________，其次治_______，其次治_______，其次治五

脏。治五脏者，半死半生也。”

6.《素问·至真要大论》指出：“谨察阴阳所在而调之，以________为期。”

四、名词解释

1. 养生
2. 天年
3. 未病先防
4. 既病防变

五、简答题

1. 养生的基本原则包括哪些内容？
2. 何谓“衰老”，衰老的机制包括哪几个方面？

六、论述题

1. 何谓“先安未受邪之地”？其在防止疾病的传变上有何意义？
2. 何谓“治未病”？治未病包括哪些内容？

第二节　治　　则

板书与教案栏——浓缩教材精华，打破听记矛盾

概念
- 治则
  - 含义：是治疗疾病的基本原则
  - 内容：正治与反治，治标与治本，扶正与祛邪，调整阴阳，调理脏腑，调理精气血津液，三因制宜等
  - 运用：原则性与指导性相结合
- 治法
  - 含义：在一定治则指导下制定的治疗疾病的具体治疗大法、治疗方法和治疗措施
  - 内容：益气、滋阴、行气、活血等

二者的关系
- 治则：是治疗疾病时指导治法的总原则，具有原则性和普遍性意义。扶正祛邪是治疗的基本原则
- 治法：是从属于一定治则的治疗大法、治疗方法及治疗措施，其针对性及可操作性较强，较为具体而灵活
- 治则——扶正；治法——益气、养血、滋阴、扶阳等
- 治则——祛邪；治法——发汗、清热、活血、吐下等
- 治则统领具体的治法，而多种治法都从属于一定的治则

治病求本
- 含义：在治疗疾病时抓住疾病的本质，并针对疾病的本质进行治疗。“本”——病机，确立证候
- 意义：治病求本是中医学治病的指导思想
- 内容（整体观念和辨证论治在治疗中体现）
  - 治标与治本
  - 扶正与祛邪
  - 调整阴阳
  - 调理精气血津液
  - 三因制宜
  - 调理脏腑

一、正治与反治

概念
- 含义：指所用药物性质的寒热、补泻效用与疾病的本质、现象之间的从逆关系而言
- 《素问·至真要大论》曰：“逆者正治，从者反治”

（一）正治

- 含义：采用与疾病的证候性质相反的方药以治疗的一种治则，由于采用方药或措施的性质与证候的性质相逆，如热证用寒药，故又称“逆治”
- 适用范围：疾病的表象与其本质相一致的病证
- 内容及运用
  - 寒者热之：寒性病证用温热方药治疗
    - 表寒证——辛温解表方药
    - 里寒证——辛热温里方药
  - 热者寒之：热性病证用寒凉方药治疗
    - 表热证——辛凉解表方药
    - 里热证——苦寒清里方药
  - 虚则补之：虚损性病证用补益的方药治疗
    - 阳虚——温阳的方药
    - 阴虚——滋阴的方药
    - 气虚——益气的方药
    - 血虚——补血的方药
  - 实则泻之：实性病证用攻逐邪实的方药治疗
    - 水饮内停——逐水的方药
    - 瘀血——活血化瘀的方药
    - 湿盛——祛湿的方药
    - 食滞——消食导滞的方药

（二）反治

- 含义：顺从病证的外在假象而治的一种治疗原则。其采用的方药性质与病证中假象的性质相同，故又称为“从治”
- 适用范围：疾病的征象与其本质不完全符合的病证
- 内容及运用
  - 热因热用
    - 含义：以热治热，指用热性药物来治疗具有假热征象的病证
    - 适用范围：阴盛格阳的真寒假热证
    - 治法：用温热方药以治其本
  - 寒因寒用
    - 含义：以寒治寒，指用寒性药物来治疗具有假寒征象的病证
    - 适用范围：阳盛格阴的真热假寒证
    - 治法：用寒凉药清其内热
  - 塞因塞用
    - 含义：以补开塞，指用补益药物来治疗具有闭塞不通症状的虚证
    - 适用范围：因体质虚弱而出现闭塞症状的真虚假实证
      - 血虚而致经闭——当补益气血
      - 肾阳虚衰而致癃闭——当温补肾阳
      - 脾虚腹胀——当健脾益气
    - 治法：以补开塞，主要是针对病证虚损不足的本质而治
  - 通因通用
    - 含义：以通治通，指用通利的药物来治疗具有通泻症状的实证
    - 适用范围：因实邪内阻而出现通泻症状的真实假虚证
      - 食滞而致腹痛泄泻——当消食导滞
      - 瘀血内阻而致崩漏——当活血化瘀
      - 湿热下注而致淋证——当清热利湿
    - 治法：以通治通，针对邪实的本质而治

二者关系
- 相同处：都是针对疾病的本质而治，故同属于治病求本的范畴
- 不同处：正治适用于病变本质与其外在表现相一致的病证，而反治适用于病变本质与临床征象不完全一致的病证

二、治标与治本

- 标与本
  - 含义：标与本是相对而言的，标本关系常用来概括说明事物的现象与本质、因果关系以及病变过程中矛盾的主次先后关系等
  - 二者为对举的概念，不同情况下标与本之所指不同
  - 例如：
    - 正气为本，邪气为标；病机为本，症状为标
    - 旧病为本，新病为标；脏腑精气病为本，肌表经络病为标
  - 意义：掌握疾病的标本，分清主次，抓住治疗的关键，有利于从复杂的疾病矛盾中找出和处理其主要矛盾或矛盾的主要方面
  - 缓则治本
    - 适用范围：多用在病情缓和、病势迁延，暂无急重病的情况下，着眼于疾病本质的治疗
    - 举例
      - 痨病肺肾阴虚之咳嗽，应滋养肺肾以治本
      - 气虚自汗，应补气以治其本
      - 先病宿疾为本，后病新感为标
      - 新感已愈而转治宿疾，也属缓则治本
  - 急则治标
    - 标本取舍原则：标病急重，则当先治急、治其标
    - 举例：大出血的病人，应紧急止血以治标。有时标病虽不危急，但若不先治，将影响本病的治疗，也应先治其标病
  - 标本兼治
    - 标本并重或标本均不太急时，当标本兼治
    - 如扶正祛邪、表里双解等

三、扶正与祛邪

扶正与祛邪：指扶助正气，祛除邪气，改变邪正双方力量的对比，使疾病早日向好转、痊愈的方向转化，正能胜邪则病退，邪能胜正则病进。

- **（一）概念**
  - 扶正
    - 含义：用补法扶助正气，提高机体抗邪、抗病能力的一种治疗原则。主要用于虚证
    - 具体方法：如益气、滋阴、养血、温阳等
    - 实施手段：内服药、针灸、推拿、气功、食疗等
  - 祛邪
    - 含义：用攻法祛除邪气，排除及削弱病邪损害的一种治疗原则。主要用于实证
    - 具体方法：发汗、涌吐、攻下、清热、活血、消导等
    - 实施手段：内服药、针灸、推拿、气功、食疗等

- **（二）运用**
  - 1. 运用原则
    - （1）虚证宜扶正，实证宜祛邪
    - （2）虚实并存时，根据矛盾的主次，决定运用扶正或祛邪的先后
    - （3）扶正不留（助）邪，祛邪不伤正
  - 2. 运用方式
    - （1）单独运用
      - 扶正：适用于纯虚证、真虚假实证、正虚邪不盛——以正虚为主的病证
      - 祛邪：适用于纯实证、真实假虚证、邪盛正不虚——以邪盛为主的病证
    - （2）同时运用
      - 扶正兼祛邪——适用于以正虚为主之虚实夹杂证
      - 祛邪兼扶正——适用于以邪实为主之虚实夹杂证
    - （3）先后运用
      - 先祛邪后扶正
        - 邪盛为主——急于补虚反会助邪
        - 正虚不甚——邪势方张，正尚耐攻
        - 祛其病邪，再用补虚收功
      - 先扶正后祛邪：正虚为主，虽有实邪但机体不耐攻伐

四、调整阴阳

- 含义：指纠正机体阴阳的偏盛偏衰，损其有余或补其不足，恢复阴阳的相对平衡
- 损其有余（偏盛）——实则泻之
  - 泻其阳盛，治热以寒——适用于阳盛而阴相对未虚之实热证，兼阴虚佐以滋阴
  - 损其阴盛，治寒以热——适用于阴盛而阳相对未虚之实寒证，兼阳虚佐以扶阳
- 补其不足（偏虚）
  - 阴阳互制之调补阴阳
    - 滋阴以制阳——适用于阴虚阳亢的虚热证（阳病治阴）
    - 扶阳以制阴——适用于阳虚阴盛的虚寒证（阴病治阳）
  - 阴阳互济之调补阴阳
    - 阴中求阳——治疗阳偏衰时，在扶阳剂中适当佐用滋阴药
    - 阳中求阴——治疗阴偏衰时，在滋阴剂中适当佐用补阳药
  - 阴阳并补——适用于阴阳两虚证。须分清主次来治疗
  - 回阳救阴——适用于阴阳亡失者
    - 亡阳：益气回阳固脱；亡阴：益气救阴固脱——一身之气的突然大量脱失，故治脱均要兼峻剂补气
  - 阴阳格拒——适用于
    - 阴盛格阳——真寒假热——热因热用
    - 阳盛格阴——真热假寒——寒因寒用

五、调理精气血津液

（一）调精

- 补精——用于肾精亏虚，此精具有生殖、濡养、化气、生血、养神等功能，包括先天之精和后天之精
- 固精
  - 用于遗精、滑精、早泄，甚至精泄不止的精脱
  - 病机——肾气不固
  - 治疗——补益肾气以摄精
- 疏精
  - 用于
    - 阴器络脉阻塞，以致败精、浊精郁结滞留，难以排出
    - 肝失疏泄，气机郁滞而致的男子不排精之候
  - 治当疏利精气，通络散结

（二）调气

- 补气——用于较单纯的气虚证
- 调理气机
  - 顺应脏腑气机的升降规律，如
    - 脾气主升，胃气主降
    - 肝宜升发，肺气肃降
  - 调理气机紊乱的病理状态，如
    - 气滞宜疏；气逆宜降；气陷宜升
    - 气闭宜开；气脱宜固

（三）调血

- 补血——用于较单纯的血虚证
- 调理血运
  - 血瘀则行——适用于血瘀证
  - 血热则凉——适用于脉流薄疾
  - 血虚则补——适用于气虚血瘀证
  - 血寒则温——适用于血寒血瘀证
  - 出血则止——适用于出血病证

（四）调津液

- 滋养津液
  - 适用——津液不足证
  - 实热伤津，宜清热生津
- 祛除水湿痰饮
  - 适用——水湿痰饮证
  - 水湿痰饮的调治，多从肺、脾、肾入手
  - 痰饮者，宜化痰逐饮

（五）调理精气血津液的关系

1. 调理气血关系
- 气病及血
  - 气虚致血虚——补气为主，辅以补血
  - 气虚致血瘀——补气为主，佐以活血化瘀
  - 气滞致血瘀——行气为主，佐以活血化瘀
  - 气虚不摄血——补气为主，佐以收涩止血
- 血病及气
  - 气随血脱——益气固脱止血
  - 血虚致气少——养血为主，佐以益气

2. 调理气与津液的关系
- 补气以生津
- 补气、行气以行津
- 补气以摄津
- 化痰祛湿辅以行气导滞
- 补气以固脱，辅以补津

3. 调理气与精的关系
- 气滞精阻——疏利精气
- 精气亏虚——补气填精并用

4. 调理精血津液的关系
- 精血同源——治以补血填精补髓
- 津血同源——治以补血养津或养血润燥

六、三因制宜

（一）因时制宜
- 含义——根据不同季节气候的特点，制定治疗用药的原则
- 运用
  - 春夏——人体肌肤疏松而多汗，慎用辛温
  - 秋冬——人体的肌肤致密，阳气内敛，少用苦寒伤阳药

（二）因地制宜
- 含义——根据不同地区的环境特点，制定治疗用药原则
- 运用
  - 西北地区——地势高而寒冷，病多风寒，治宜辛温
  - 东南地区——地势低而温热，病多湿热，治宜苦寒

（三）因人制宜
- 含义——根据病人年龄、性别、体质等特点，制定治疗用药原则
- 运用
  - 年龄
    - 老人多虚，治宜补法——实邪须攻，应兼顾扶正（老年慎泻）
    - 小儿多伤食或寒温不调，慎用补法——勿投峻剂，药量宜轻（少年慎补）
  - 性别——妇女宜注意经带胎产等疾患
  - 体质——有强弱、偏寒偏热之别
    - 阳盛阴虚之体——慎用温热药
    - 阳虚阴寒之体——慎用寒凉药

七、调和脏腑

（一）顺应脏腑的生理特性
- 五脏藏精气而不泻
- 六腑传化物而不藏

故有“实则泻腑，虚则补脏”之治

（二）调和脏腑阴阳气血
- 1. 含义：脏腑的阴阳气血失调是脏腑病变的基础。因此，调理脏腑阴阳气血是调和脏腑的基本原则
- 2. 应用：脏腑的生理功能不一，其阴阳气血失调的病机变化也不尽一致。应根据脏腑病机变化，或虚或实，或寒或热，予以虚则补之，实则泻之，寒者热之，热者寒之

（三）调和脏腑相互关系
- 1. 根据脏腑相合关系调理
- （1）二者关系：脏行气于腑，腑输精于脏。生理上彼此协调，病机上又相互影响，相互传变
- （2）应用：如心合小肠，心火上炎之证，可以通利小肠而直泻心火，导心经之热从下而出，则心火自降

（三）调和脏腑相互关系
- 2. 根据五行生克规律调和脏腑
- （1）五行相生规律
  - 治则：补母、泻子。“虚则补其母，实则泻其子。”
  - 治法：滋水涵木法、益火补土法、培土生金法等
- （2）五行相克规律
  - 治则：抑强、扶弱
  - 治法：抑木扶土法、泻火润金法、佐金平木法等

测试与考研柱——驰骋考场，成就高分能手

一、单项选择题

（一）A型题

1.“法于阴阳，和于术数”属于

A. 顺应气机的调养原则

B. 顺应自然的调养原则

C. 顺应情志的调养原则

D. 顺应体质的调养原则

（中医综合A型题，2013，14题）

2. 热病见寒的治则是

A. 逆治　B. 扶正

C. 治标　D. 从治

（中医综合A型题，2014，13题）

3.“壮水之主，以制阳光”属于

A. 阳病治阴　B. 阴病治阳

C. 阳中求阴　D. 阴中求阳

（中医综合A型题，2015，13题）

4. 阴虚之体，慎用温热之剂属于

A. 热者寒之　B. 用热远热

C. 阴中求阳　D. 因人制宜

（中医综合A型题，2015，14题）

5.“益火之源，以消阴翳”属于

A. 阴中求阳　B. 阳病治阴

C. 阴病治阳　D. 阳中求阴

（中医综合A型题，2016，13题）

6. 温热病过程中，邪热里结，阴液大伤，应选用的治则是

A. 治本　B. 治标

C. 先治标后治本　D. 标本兼治

（中医综合A型题，2017，10题）

7. 脘痞胀闷时胀时减，减如常人，喜按，治法

A. 标本兼治　B. 塞因塞用

C. 以通为用　D. 攻补兼施

（中医综合A型题，2019，9题）

8. 下列选项中，不属于“以补开塞”的是

A. 脾虚腹胀　B. 气虚便秘

C. 气郁胀满　D. 血枯经闭

（中医综合A型题，2020，9题）

9. 下列有关标本的表述，错误的是

A. 正气为本，邪气为标

B. 症状为本，病因为标

C. 先病为本，后病为标

D. 里病为本，表病为标

（中医综合A型题，2021，9题）

10.《素问·五常政大论》说：“西北之气，散而寒之”，是指

A. 收敛阳气，温其里寒

B. 辛温解表，温其内寒

C. 解表祛湿，表里双解

D. 散其外寒，清其里热

（中医综合A型题，2022，14题）

11. 热性病变出现热象，用寒凉药来治疗，此可概括为下列中哪一项

A. 用热远热　B. 逆者正治

C. 寒者热之　D. 热者寒之

E. 用寒远寒

12. 虚损病证表现虚候，用补益方药治疗，此可概括为下列哪一项

A. 虚虚实实　B. 从者反治

C. 逆者正治　D. 虚者补之

E. 实者泻之

13. 虚损病变出现闭塞不通征象，用补益方药来治疗，可概括为下列哪一项

A. 补虚泻实　B. 攻补兼施

C. 虚则补之　D. 补其不足

E. 塞因塞用

14. 正虚不甚，邪势方张，正气尚能耐攻者应用以

下哪一种治法

A. 扶正　B. 祛邪　C. 扶正兼祛邪　D. 先扶正后祛邪　E. 先祛邪后扶正

15. 下列哪项不属于扶正治则指导下确定的治法

A. 发汗　B. 益气　C. 养血　D. 扶阳　E. 滋阴

16. 寒因寒用，系指采用寒凉性质的药物来治疗下列哪一病证

A. 虚寒证　B. 寒证　C. 真热假寒证　D. 寒热错杂证　E. 真寒假热证

17. 属于从治的是

A. 实则泻之　B. 热者寒之　C. 寒者热之　D. 虚则补之　E. 热因热用

18. 下列除哪项外均属于阴阳互制的调补阴阳方法

A. 阳病治阴

B. 阴病治阳

C. 阴阳双补

D. 益火之源，以消阴翳

E. 壮水之主，以制阳光

19. 气虚外感，治之以益气解表，以标本先后缓急治则言之，属于下列中哪一项

A. 本缓则先治其标　B. 本急则先治其本　C. 急则治其标　D. 缓则治其本　E. 标本兼治

20. “塞因塞用”的治法，适用于治疗

A. 表实里虚证　B. 表虚里实证　C. 真虚假实证　D. 真实假虚证　E. 虚实夹杂证

21. 亡阴的主要原因是机体内的阴气大量亡失，治宜取下列哪一项

A. 滋阴制阳　B. 扶阳消阴　C. 回阳救逆　D. 救阴固脱　E. 阴中求阳

22. 阴盛格阳所致的真寒假热证，治宜取下列哪一项

A. 滋阴制阳　B. 阳中求阴　C. 清泻阳热　D. 温阳散寒　E. 损其有余

23. 实寒证宜

A. 阳病治阴　B. 热者寒之　C. 寒者热之　D. 抑强扶弱　E. 阴病治阳

24. 对于瘀血所致崩漏，应采用的治法是

A. 收涩止血法　B. 塞因塞用法　C. 滋补肝肾法　D. 益气摄血法　E. 通因通用法

25. 下列除哪一项外，均不适宜采用通因通用法治疗

A. 脾虚泄泻　B. 虚实夹杂病证　C. 瘀血所致崩漏　D. 肾虚五更泄泻　E. 肾虚小便频数

26. 扶正与祛邪并用，适用于下列哪一种病证

A. 邪盛正虚，但正气尚耐攻伐

B. 邪气盛，正气已虚

C. 正气虚，邪气也不盛

D. 邪气盛，正气未衰

E. 以上都不适宜

27. 扶正的治则，适用于下列哪一种病证

A. 邪气盛，正气未衰

B. 正气虚，邪气也不盛

C. 邪气盛，正气已虚

D. 邪盛正虚，但正气尚耐攻伐

E. 以上都不适宜

28. “虚则补之，实则泻之”，属于

A. 反治法　B. 从治法　C. 治标法　D. 正治法　E. 标本兼顾法

29. 根据“诸寒之而热者取之阴”的法则，治宜

A. 寒者热之　B. 热者寒之　C. 益火消阴　D. 壮水制火　E. 以上都不是

30. 逆证候性质而治的治则是

A. 反治法　B. 从治法　C. 反佐法　D. 正治法　E. 以上都不是

31. “塞因塞用”不适用于

A. 血枯经闭　B. 肾虚尿闭　C. 脾虚腹胀　D. 血虚便秘　E. 血瘀经闭

32. 下列各项，适用于真寒假热证的治法是

A. 以热治热　B. 以寒治寒　C. 以热治寒　D. 用寒远寒

E. 通因通用

33. "用寒远寒，用热远热" 属于

A. 因病制宜　B. 因地制宜
C. 因人制宜　D. 因时制宜
E. 因证制宜

34. "阴中求阳" 的治法适用于

A. 阳虚　B. 阴虚
C. 阳盛　D. 阴盛
E. 阴阳两虚

35. 在补阴时适当配以补阳药称为

A. 阴中求阳　B. 阳中求阴
C. 阳病治阴　D. 阴阳双补
E. 阴病治阳

36.《素问·阴阳应象大论》提出调整阴阳，其 "中满者"，应

A. 因而越之　B. 泻之于内
C. 引而竭之　D. 按而收之
E. 散而泻之

37. "通因通用" 适用于治疗的病证是

A. 实证　B. 虚证
C. 虚实错杂证　D. 真虚假实证
E. 真实假虚证

38. 适用于热结旁流的治则是

A. 热因热用　B. 寒因寒用
C. 塞因塞用　D. 寒者热之
E. 通因通用

39. 古人提出，"春夏养阳，秋冬养阴" 旨在强调

A. 春夏重在保养阳气　B. 秋冬重在保养阴气
C. 保养阳气的重要性　D. 保养阴气的重要性
E. 调养四时阴阳的重要性

40. 下列哪种治法符合 "用热远热" 的观点

A. 火旺慎用热药　B. 假热慎用热药
C. 阳虚慎用热药　D. 阴虚慎用热药
E. 天热慎用热药

41. 阳旺之体慎用温热药，其理论依据是

A. 因人制宜　B. 因时制宜
C. 因地制宜　D. 用热远热
E. 治病求本

42. 水臌病证，当腹水严重，腹部胀满，二便不利时，应选用的治疗原则是

A. 治本　B. 治标
C. 标本兼治　D. 反治
E. 先治本后治标

43. 肺痨咳嗽，咳嗽不甚时应采取的是

A. 治标　B. 治本
C. 反治　D. 标本兼治
E. 先治标后治本

44. 虚人感受外邪，应采用的是

A. 治标　B. 治本
C. 反治　D. 标本兼治
E. 先治本后治标

45. 病证危重时的标本取舍，对大小便不利应采用的治疗原则是

A. 急则治标　B. 缓则治本
C. 标本兼治　D. 先治本后治标
E. 反治

46. 符合 "用寒远寒" 的是

A. 寒热真假慎用寒凉药物
B. 寒冬季节慎用寒凉药物
C. 阳虚之人慎用寒凉药物
D. 寒热错杂慎用寒凉药物
E. 阳虚之证慎用寒凉药物

47. 下列选项，不属于 "因人制宜" 原则的是

A. 因性别不同而用药各异
B. 因年龄不同而用药各异
C. 因老幼不同而用药各异
D. 团体质不同而用药各异
E. 因居处环境不同而用药各异

48. 我国东南地区多用辛凉解表，西北地区则常用辛温解表，所体现的治则是

A. 既病防变　B. 因时制宜
C. 治病求本　D. 因人制宜
E. 因地制宜

（二）B型题

A. 以热治寒　B. 以寒治热
C. 以寒治寒　D. 以热治热

1. 阴盛格阳者治宜
2. 阴寒内盛者治宜

（中医综合B型题，2014，85～86题）

A. 因人制宜　B. 因地制宜
C. 因时制宜　D. 因病制宜

3. 月生无泻，月满无补，其原因是
4. 用寒远寒，用凉远凉，其原因是

（中医综合B型题，2018，84～85题）

A. 寒者热之　　B. 热者寒之
C. 阳病治阴　　D. 阴病治阳
E. 抑强扶弱
5. 阳虚证宜
6. 实寒证宜

A. 壮水之主，以制阳光
B. 益火之源，以消阴翳
C. 阴中求阳
D. 从阳引阴
E. 阴阳并补
7. 阴阳两虚证宜
8. 阴虚阳亢证宜

A. 热因热用　　B. 实则泻之
C. 热者寒之　　D. 寒者热之
E. 虚则补之
9. 属于反治的是
10. 属于从治的是

A. 止血　　B. 补气
C. 两者皆是　　D. 两者皆非
11. 气虚不能统摄血液者，最适宜的调理方法是
12. 气虚气陷患者，适宜的调理方法是

A. 泻其阳盛　　B. 益气回阳
C. 两者皆是　　D. 两者皆非
13. 属“损其有余”治疗方法的是
14. 属“补其不足”治疗方法的是

A. 益火之源，以消阴翳
B. 阴中求阳
C. 两者皆是
D. 两者皆非
15. 属“补其不足”治疗方法的是
16. 属阳虚治疗方法的是

A. 阴偏衰　　B. 阴损及阳
C. 两者皆是　　D. 两者皆非
17. 滋阴为主，同时佐以扶阳，这种治法适用于上述哪些病理变化类型
18. 温阳为主，同时佐以滋阴，这种治法适用于上述哪些病理变化类型

二、多项选择题

1. 下列各项中，属于“损其有余”的有
A. 阳中求阴　　B. 热者寒之
C. 治寒以热　　D. 阳病治阴
（中医综合X型题，2013，129题）
2. 下列关于“正治”的叙述中，正确的有
A. 正治又称为“从治”
B. 逆其病证性质而治
C. 顺从病证外在假象而治
D. 适于疾病本质与现象相一致的病证
（中医综合X型题，2013，130题）
3. 下列叙述中，体现“因人制宜”的有
A. 因病人处于盛夏季节，而慎用温热药
B. 病人体质强弱不同治疗用药有别
C. 病人处于产后，慎用通泄走窜之品
D. 病人年幼，忌投峻攻，少用补益药
（中医综合X型题，2014，130题）
4. 下列叙述中，属于从治法的是
A. 阳中求阴　　B. 通因通用
C. 以补开塞　　D. 阴病治阳
（中医综合X型题，2015，130题）
5. 属于“因人制宜”的是
A. 阳盛之体，慎用温热之品
B. 妊娠期禁用破血、滑利之品
C. 先天禀赋不同而用药有别
D. 老幼年龄不同而用药有别
（中医综合X型题，2016，130题）
6. 下列选项中，属于增强正气的养生防病方法
A. 顺应自然　　B. 养性调神
C. 避免邪气入侵　　D. 锻炼身体
（中医综合X型题，2017，105题）
7. 下列选项，符合因人制宜的是
A. 妇人妊娠禁用峻下逐水
B. 老年人用药宜顾护正气
C. 小儿用药忌用峻剂
D. 阴盛阳虚者慎用寒凉之剂
（中医综合X型题，2018，115题）
8. 关于疾病过程中标本关系的描述，正确的是
A. 正气为本，邪气为标
B. 病因为本，症状为标
C. 先病为本，后病为标
D. 脏腑病为本，肌表病为标
（中医综合X型题，2019，114题）

9. 符合因地制宜的是
A. 地势的高低 B. 气候的适宜
C. 不同地区的差异 D. 饮食习惯的差异
（中医综合X型题，2019，115题）

10. 下列选项中属于治则内容的是
A. 既病防变 B. 调整阴阳
C. 扶正祛邪 D. 三因制宜
（中医综合X型题，2020，115题）

11. 扶正和祛邪兼施适用于
A. 实中夹虚 B. 虚中夹实
C. 真实假虚 D. 真虚假实
（中医综合X型题，2021，115题）

12. “通因通用”的治法适用于
A. 中气下陷所致的腹泻
B. 食积腹泻
C. 肾气不固所致的小便清长
D. 瘀血引起的出血
E. 膀胱湿热所致的尿频、尿急

13. 下列哪些病证属于“急则治其标”的适应证
A. 血崩 B. 中满
C. 肺虚咳嗽 D. 二便不利
E. 虚人感冒

14. 标本兼顾适用于
A. 虚人感冒
B. 脾虚气滞
C. 瘀血血崩
D. 邪盛正虚但尚耐攻
E. 邪气亢盛，正气受伤

15. 下列治法属于逆治法的有
A. 以热治寒 B. 热者寒之
C. 以补开塞 D. 实者泻之
E. 通因通用

16. “热因热用”适用于
A. 阳盛则热证 B. 阳盛格阴证
C. 阴虚则热证 D. 阴盛格阳证
E. 真寒假热证

17. “寒因寒用”适用于
A. 阴盛则寒证 B. 阳虚则寒证
C. 真热假寒证 D. 阳盛格阴证
E. 阴盛格阳证

18. 热盛厥深出现四肢厥冷，应采用下列哪些治法
A. 寒者热之 B. 热者寒之
C. 寒因寒用 D. 以寒治热
E. 以寒治寒

19. “调整阴阳”的治疗法则包括
A. 抑其阳盛，损其阴盛
B. 阴中求阳，阳中求阴
C. 阳病治阴，阴病治阳
D. 治寒以热，治热以寒
E. 壮水滋阴，益火温阳

20. 下列调节脏腑的治法，哪些属于“虚则补其母”
A. 抑木扶土 B. 益火补土
C. 滋水涵木 D. 培土生金
E. 生金滋水

21. 下列调节脏腑的治法，哪些属于“抑强扶弱”
A. 佐金平木 B. 抑木扶土
C. 滋水涵木 D. 泻南补北
E. 益火补土

22. “因人制宜”，主要是根据人的哪些特点来考虑治疗用药的原则
A. 饮食偏嗜 B. 性别
C. 劳役损伤 D. 年龄
E. 体质

23. 下列哪些属于阳偏衰的治法
A. 阴病治阳
B. 益火之源，以消阴翳
C. 扶阳以抑阴
D. 阴中求阳
E. 温散阴寒

24. 下列应先治其标的病证是
A. 剧痛
B. 大出血不止者
C. 肝病基础上腹水严重
D. 食积所致腹满者
E. 尿闭

25. 就基本治则而言，主要包括下列哪些内容
A. 正治与反治 B. 治标与治本
C. 扶正与祛邪 D. 治病求本
E. 三因制宜

26. 下列适用于补其不足的治疗是
A. 阳损及阴 B. 阴损及阳
C. 阴虚 D. 阳虚
E. 阳盛格阴

27. “阴胜则阳病”所表现的证候，在治疗上宜采取下列哪些治法

A. 清泻阳热　　B. 温散阴寒
C. 佐以滋阴　　D. 佐以扶阳
E. 阴阳并补

28. 阴阳互济的补虚方法，包括哪些
A. 阳病治阴　　B. 阴病治阳
C. 阴中求阳　　D. 阴阳并补
E. 阳中求阴

29. 阴阳互制的调补阴阳方法，包括下列中哪项
A. 益火之源，以消阴翳
B. 壮水之主，以制阳光
C. 阳病治阴
D. 阴病治阳
E. 阴阳双补

三、填空题

1. 标本缓急治则中，要遵循《黄帝内经》的“谨察内外，以意调之。间者________，甚者________。”
2.《素问·四气调神大论》说：“春夏养________，秋冬养________。”
3.《素问·至真要大论》说：“逆者________，从者________。”
4.《素问·上古天真论》说：“其知道者，法于阴阳，和于术数，食饮________，起居________，不妄________，故能形与神俱，而尽终其天年。”
5. 扶正，在单独运用时，适用于______或______。
6. 扶正与祛邪的同时使用，又称________，适用于________的病证。
7. 阴阳偏盛的治疗原则为________，又称________。
8.《素问·阴阳应象大论》说：“治病必求于本。”本，即________，后世引申为疾病的本质。

四、名词解释

1. 寒者热之
2. 实则泻之
3. 热因热用
4. 寒因寒用
5. 塞因塞用
6. 通因通用
7. 阳病治阴
8. 阴病治阳
9. 调整阴阳

五、简答题

1. 何谓逆治？具体内容有哪些？
2. 何谓从治？具体内容有哪些？
3. 扶正祛邪的运用原则是什么？
4. 治则与治法有何区别与联系？
5. 如何调理气与血的关系？

六、论述题

1. 为什么强调“治病必求于本”？治病求本治则运用时必须掌握哪些情况？
2. 如何正确运用标本缓急的治疗原则？
3. 试举例说明“寒者热之”、“热者寒之”、“虚则补之”、“实则泻之”等正治法。
4. 何谓调整阴阳？损其有余和补其不足的原则适用于哪些病证？
5. 何谓扶正与祛邪？扶正与祛邪各适合于哪些病证？

参考答案

绪　论

一、单项选择题

(一)A型题

1-10：DBCAA　ADBDC / 11-20：DBAAB　BDBBB

21：A

(二)B型题

1-10：ADCAB　ADAAB / 11-12：CB

二、多项选择题

1-5：BCD ABCD ACDE CD BD / 6-10：AC AB BDE CDE CE / 11-15：ABCE　ADE　ABE　AE ABCD / 16-18：BD　ABC　ABC

三、填空题

1. 难经，神农本草经；
2. 52，103；
3. 素问，灵枢；
4. 伤寒论，金匮要略；
5. 中药学专著，365，上、中、下；
6. 张从正，朱震亨；
7. 张介宾；
8. 卫气营血辨证；
9. 温病条辨；
10. 医学衷中参西录；
11. 整体观念；
12. 天人一体观；
13. 下知地理，中知人事；
14. 病因，病位，病性；
15. 致病因素，过程；
16. 望，闻，问，切；
17. 病，证。

第一章　中医学的哲学基础

第一节　气一元论

第二节　阴阳学说

一、单项选择题

(一)A型题

1-10：DBBAA　BADBD / 11-20：BCBAA DBBCB / 21-30：BBABB　BAEAA / 31-40：EADBD　CBCDE / 41-44：DEDA

(二)B型题

1-10：EDBAE　DAEAC / 11-12：AC

二、多项选择题

1-5：BD　ABD　ABCD　ABC　ABD / 6-10：ACD　BCD　DE　ADE　BD / 11-15：AD　ABC AC　ABD　ADE / 16-20：BDE　CE　CDE　AE BE

三、填空题

1. 阳之守也，阴之使也；
2. 阳病，阴病，热，寒；
3. 精神乃治；
4. 心，肺，肾，肝，脾；
5. 重阳必阴，热，热，寒，热；
6. 征兆；
7. 阳，阴；
8. 平；
9. 阴阳；
10. 不离阴阳；
11. 天地之道也，变化之父母；
12. 负阴而抱阳；

13. 推之可百，然其要一也。

第三节 五行学说

一、单项选择题

(一)A型题

1-10: ACBDD BCCCD / 11-20: DDAED CBCDA / 21-30: DCDEC DCACA / 31-40: EEDBC ACECA / 41-46: CAEBB C

(二)B型题

1-8: ABABD BDC

二、多项选择题

1-5: AD CD ABC ADE BD / 6-10: AC ACDE ABD AD BCD / 11-15: BCE CD BCE ABD AD / 16-19: AE ACE BC BC

三、填空题

1. 润下，炎上，曲直，从革，稼穑；
2. 生我，我生；
3. 克我，我克；
4. 亢则害，承乃制；
5. 发育无由，亢而为害；
6. 制己所胜，侮所不胜，侮而乘之，轻而侮之；
7. 筋，目；
8. 肝，目，酸；
9. 必形诸外；
10. 以知其内脏；
11. 五色，五音，所欲五味，寸口，虚实；
12. 补其母，泻其子；
13. 木，金；
14. 肝，悲，喜，喜，脾，怒，肺，喜，肾，思；
15. 知肝当传之于脾，实其脾气。

第二章 藏 象

第一节 概 述

一、单项选择题

A型题

1-3: ABC

二、多项选择题

1: ABCDE

三、填空题

1. 心，肺，脾，肝，肾；
2. 小肠，大肠，胃，胆，膀胱，三焦；
3. 脑，髓，骨，脉，胆，女子胞。

第二节 五 脏

一、单项选择题

(一)A型题

1-10: CBBCC CDDAC / 11-20: CBBCB AEABC / 21-30: DACEB BEEDC / 31-40: BECDE EAEBD / 41-50: ECBED DCABA / 51-56: EAECB D

(二)B型题

1-10: BDCBD BABDC / 11-16: CBADC E

二、多项选择题

1-5: BCD BC ABD ABCD ABCD / 6-10: BC ABCD CD CE ABC / 11-15: BCE ABDE ABCDE ABCD ABD / 16-20: ABD ABCDE BDE ACDE ADE / 21-25: CDE AC AC ABCD AB / 26-30: BD AD BCE BCE ACDE / 31-35: AD BD ABC ABD ACD / 36-40: AE ADE ABCDE ACDE ACE / 41-45: CD AC ABCDE ABCE ABD

三、填空题

1. 天癸至，太冲脉盛；
2. 阳明脉衰，三阳脉衰于上，任脉虚，太冲脉衰少；
3. 天癸至，精气溢泻，故真牙生而长极；
4. 肾气衰，阳气衰竭于上，肝气衰，天癸竭，肾脏衰，则齿发去；
5. 精，神，魂，魄；
6. 血，魂，恐，怒；
7. 脉，神，悲，笑不休；
8. 笑不休，则悲；
9. 喘咳上气，息利少气；
10. 怒，恐；
11. 君主之官也，相傅之官，将军之官，仓廪之官，作强之官；
12. 生之本，神之变也，为阳中之太阳；
13. 气之本，魄之处也，为阳中之太阴；
14. 封藏之本，精之处也，为阴中之少阴；
15. 罢极之本，魂之居也，此为阳中之少阳；
16. 五脏六腑之大主也，精神之所舍也；
17. 节，心，肺；
18. 神惮散而不藏；
19. 谓之汗；
20. 肺，肝，心，脾，肾；

21. 则生飧泄，则生䐜胀；
22. 脾；
23. 中央土以灌四傍；
24. 肝，而能视；
25. 先成精，骨，脉，筋，肉；
26. 水脏，津液；
27. 胃之关也，故聚水而从其类也。

第三节　六　腑

一、单项选择题
（一）A型题
1-10：CCDCE　CBDBB / 11-16：EECEB　E
（二）B型题
1-4：BDBD
二、多项选择题
1-5：ABCD　ABCD　AD　BD　BCD / 6-10：ACE　BE　CDE　BCDE　BCD / 11-15：ABCD　ABCD　BC　ABD　BCD
三、填空题
1. 飞门，户门，吸门，贲门，幽门，阑门，魄门；
2. 蒸津液；
3. 中正之官，传导之官，受盛之官，决渎之官，州都之官；
4. 原气之别使也；
5. 传导之腑，受盛之腑，中精之腑，五谷之腑，津液之腑也，中渎之腑也，是孤之腑也。

第四节　奇恒之腑

一、单项选择题
（一）A型题
1-2：DE
（二）B型题
1-2：CA
二、多项选择题
1-2：ABCD　ACDE
三、填空题
1. 髓之海；
2. 脉，髓；
3. 髓海有余，髓海不足；
4. 髓之府；
5. 骨，肉。

第五节　脏腑之间关系

一、单项选择题
（一）A型题
1-10：CDBDB　CBDDB / 11-18：DBDBD　CDD
（二）B型题
1-2：BA
二、多项选择题
1-5：BC　BCD　ABC　BCD　BD / 6-10：AB　CD　BE　ACE　AC / 11-15：CDE　ACD　ACD　AB　CE / 16-19：BD　ABCD　ABC　BD
三、填空题
1. 生痰，贮痰；
2. 左，右，表，里；
3. 主，根，出，纳；
4. 肝，筋，心，脉；
5. 得阳始运，得阴自安。

第三章　精气血津液神

第一节　精

一、单项选择题
（一）A型题
1-4：EBCE
（二）B型题
1-4：CCAE
二、多项选择题
1-2：ABCD　AD
三、填空题
1. 本；
2. 基，栖，精；
3. 五脏六腑；
4. 精。

第二节　气

一、单项选择题
（一）A型题
1-10：ADBAA　BDAAD / 11-20：BCAAE　AADCD / 21-28：BCBBE　CEB
（二）B型题
1-4：EBBA

二、多项选择题

1-5：ABCD　ABCD　ACD　AC　AD / 6-10：AC　ACD　ABC　ABCDE　BCD / 11-15：ACD　ABD　AD　BE　ACDE / 16-20：AB　BCDE　ABCDE　BCDE　ABCD / 21：ACD

三、填空题

1. 气衰，气少矣；

2. 气立孤危，生长壮老已，生长化收藏；

3. 气；

4. 升，降，出，入；

5. 气者，全赖此气；

6. 三焦；

7. 原气；

8. 胸，喉咙，心脉。

第三节　血

一、单项选择题

(一)A型题

1-8：CACDB　CDB

(二)B型题

1-4：AECB

二、多项选择题

1-5：ABCD　AB　ABCD　BCD　ABDE / 6-9：ABCDE　ABC　ABCDE　ABCD

三、填空题

1. 血，气；

2. 受气取汁，血；

3. 濡养，化神；

4. 脉，血府。

第四节　津　液

一、单项选择题

(一)A型题

1-10：ACDDE　BEDED / 11-18：BDEDE　EDD

(二)B型题

1-2：BA

二、多项选择题

1-5：ABC　ABCD　ABC　AC　ACDE

三、填空题

1. 脾，肺，膀胱；

2. 肾，肺，脾；

3. 体表皮肤，肌肉，孔窍，血脉；

4. 滋润濡养，充养血脉。

第五节　神

一、单项选择题

(一)A型题

1-4：AEBD

(二)B型题

1-2：CA

二、多项选择题

1-4：ABCD　ABCDE　ABC　ABCDE

三、填空题

1. 君主，神明；

2. 喜怒悲忧恐；

3. 心，意，志，思，虑，智；

4. 精，气，神。

第六节　精气血津液神之间的关系

一、单项选择题

(一)A型题

1-8：BBCBA　BDB

(二)B型题

1-2：DA

二、多项选择题

1-5：BCD　ABCD　AC　ACD　AD / 6-10：ABE　ABCDE　BCDE　ABCDE　ACDE / 11：ABCD

三、填空题

1. 气为血之帅，血为气之母；

2. 气能行津。

第四章　经　络

一、单项选择题

(一)A型题

1-10：ADDAA　CBCBB / 11-20：BACDA　ECDBD / 21-24：BBDB

(二)B型题

1-4：CEAA

二、多项选择题

1-5：ACD　ACD　BD　AC　ABCD / 6-10：BCD　BD　ABD　BD　BCD / 11-13：ABC BCE　DE

三、填空题
1. 阴或阳，手或足，脏或腑；
2. 调虚实；
3. 濡筋骨，利关节；
4. 内属于脏腑；
5. 离、入、出、合。

第五章　体　　质

一、单项选择题
（一）A型题
1-10：DAECE　DADDE / 11-15：ECCAD
（二）B型题
1-4：DCAC
二、多项选择题
1-5：CE　CE　CD　ABE　BCE / 6-10：ABCDE　ADE　ACDE　ACD　ABCDE
三、填空题
1. 有刚有柔，有弱有强，有阴有阳；
2. 乃为全体；
3. 形态结构，生理功能，心理状态；
4. 痰（温），火；
5. 喜怒悲忧恐；
6. 表气素虚，易热为病者，易伤食者；
7. 气行而愈，气著为病也；
8. 阴阳；
9. 深以留之，微以徐之。

第六章　病　　因

第一节　外感病因

一、单项选择题
（一）A型题
1-10：CDDAB　BDAAB / 11-15：DCAAC
（二）B型题
1-10：CAADD　CBABD
二、多项选择题
1-5：CD　ABC　ABD　ABCD　ACD / 6-10：BCD　BCD　ABCD　BCD　CD
三、填空题
1. 外感病因、内伤病因、病理产物性病因、其他病因；
2. 辨证求因、问诊求因；
3. 风邪、寒邪、暑邪、湿邪、燥邪、火（热）邪；
4. 病位游移、行无定处；
5. 寒气、有寒；
6. 寒气、缩蜷、绌急、小络；
7. 得之伤暑；
8. 湿胜；
9. 下先受之；
10. 大热不止。

第二节　内伤病因

一、单项选择
（一）A型题
1-10：ABABA　BACED / 11-15：DABCC
（二）B型题
1-6：ADACB　C
二、多项选择
1-5：ABCD　ABCD　ABC　ABCDE　ABC / 6-7：ABD　BCDE
三、填空题
1. 怒、喜、思、悲、恐；
2. 怒、恐；
3. 上、下、缓、消、乱、结；
4. 久而增气、气增日久；
5. 强力、肾气；
6. 饱食、筋脉；
7. 足生大丁。

第三节　病理产物性病因

一、单项选择题
（一）A型题
1-10：ACAEA　BACCD / 11-15：EAAAB
（二）B型题
1-8：BACAE　DAD
二、多项选择题
1-5：ABCD　ABCD　ACDE　ABCDE　ABCE / 6-8：ABCE　ABE　ABC
三、填空题
1. 痰饮、悬饮、支饮、溢饮；
2. 肝、胆、肾、膀胱；
3. 新血、瘀血；
4. 凝结成块。

第四节 其他病因

一、单项选择题

(一)A型题

1-6: EAAAE A

(二)B型题

1-2: EB

二、多项选择题

1-4: ABCDE ACE ABCD ABCDE

三、填空题

1. 外力损伤、烧烫伤、冻伤、虫兽所伤;
2. 蛔虫、绦虫、血吸虫、钩虫、蛲虫;
3. 外来之毒、内生之毒。

第七章 病 机

第一节 发 病

一、单项选择题

(一)A型题

1-10: EBEDE BCDEB / 11-16: ADDCE A

(二)B型题

1-4: CAAC

二、多项选择题

1-5: ABCDE ABCD ABD ADE ABCDE / 6-10: BCD BD ABDE ABCDE ABE / 11-13: ABCDE ABCDE ABCDE

三、填空题

1. 真气从之;
2. 正气存内;
3. 其气必虚;
4. 病从内生;
5. 虚邪贼风;
6. 春必温病。

第二节 基本病机

一、单项选择题

(一)A型题

1-10: BDDAB DCDAD / 11-20: DCACD ABADB / 21-30: CADAC CBCDB / 31-38: CD ECD DDB

(二)B型题

1-8: BDBDD BBD

二、多项选择题

1-5: ACD ABCD AD ABCD ABE / 6-10: ADE BDE ABDE ABCDE AB / 11-15: ABD ABCD ABC BCDE ABDE / 16-20: ABCD AC ABC AC AB/ 21-25: ACE ACDE ABDE ACDE ABCD / 26-28: AD BCD ABCD

三、填空题

1. 邪气，精气;
2. 阴胜，阳胜;
3. 春不病温;
4. 血气不和;
5. 气滞，气逆，气陷，气闭，气脱;
6. 大怒;
7. 上气不足;
8. 痰饮，悬饮，溢饮，支饮;
9. 定无完气;
10. 津液水也。

第三节 内生五邪

一、单项选择题

(一)A型题

1-10: CBDCB AAACD / 11-19: BCEBC CDDE

(二)B型题

1-4: BDBD

二、多项选择题

1-5: AB ABD ABC ABD ABCD /
6-10: ABCD BDE CE CDE ABCE /
11: ABCDE

三、填空题

1. 肝;
2. 肾;
3. 肺;
4. 脾;
5. 火（心）;
6. 心（火）;
7. 下;
8. 上;
9. 火;
10. 湿;
11. 火;
12. 热;
13. 火;
14. 风;
15. 热;
16. 火;

17. 热；
18. 寒；
19. 热；
20. 内风。

第四节 疾病传变

一、单项选择题

（一）A 型题

1-10：CDEEE DEEAD / 11. D

（二）B 型题

1-8：ACCDA CCB

二、多项选择题

1-5：AB CE DE AD ABC / 6-7：AE ABCD

三、填空题

1. 皮毛，孙脉，络脉，经脉；
2. 心包。

第八章 防治原则

第一节 预 防

一、单项选择题

（一）A 型题

1-9：DADBC BADA

（二）B 型题

1-2：AA

二、多项选择题

1-4：BDE BCD ACE BD

三、填空题

1. 未病先防，既病防变，愈后防复；
2. 早期诊治，防止传变；
3. 已，未，已，未；
4. 未病，欲病，已病；
5. 肌肤，筋脉，六腑；
6. 平。

第二节 治 则

一、单项选择题

（一）A 型题

1-10：BDADC DACBD / 11-20：DDEEA CECEC / 21-30：DDCEC BBDDD / 31-40：EADAB BEEEE / 41-48：ABBDA BEE

（二）B 型题

1-10：DACCD AEAAA / 11-18：CBABC CCD

二、多项选择题

1-5：BC BD BCD BC ABCD / 6-10：ABD ABCD ABCD ABC BCD / 11-15：AB BDE ABD ABE ABD / 16-20：DE CD CE ABCDE BCDE / 21-25：ABD BDE ABCD ABCE ABCE / 26-29：ABCD BD CE ABCD

三、填空题

1. 并行，独行；
2. 阳，阴；
3. 正治，反治；
4. 有节，有常，作劳；
5. 虚证，真虚假实证；
6. 攻补兼施，虚实夹杂；
7. 损其有余，实则泻之；
8. 阴阳。

大题参考答案